의사를
믿지 마라

의사를 믿지 마라

2014년 5월 10일 초판 1쇄 인쇄
2014년 5월 15일 초판 1쇄 발행

지은이	이혁재
펴낸이	김훈태
펴낸곳	이상미디어
등록번호	209-06-98501
등록일자	2008.09.30
주소	서울시 성북구 하월곡동 196
대표전화	02-913-8888
팩스	02-913-7711
E-mail	leesangbooks@gmail.com
ISBN	978-89-94478-40-1 13510

약과 수술없이 평생 건강하게 사는 법

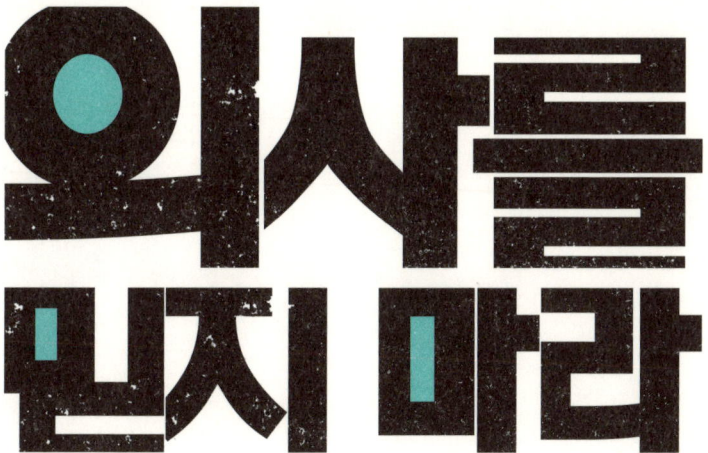

의사를 믿지 마라

이상

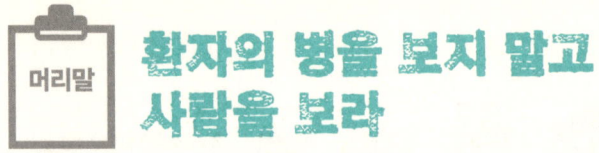

환자의 병을 보지 말고 사람을 보라

제가 세상에서 가장 존경하는 분은 저희 아버지입니다. 저희 아버지는 약사였습니다. 어린 시절 아버지의 약국에 가면 아버지는 바쁜 일과 속에서도 늘 책을 보고 계셨습니다. 병을 치료하는 사람은 언제나 책과 함께 있어야 한다고 말씀하셨습니다. 고교시절 아버지께서는 앞으로는 자연의학의 시대가 될 것이라고 말씀하시며 당신이 그토록 하고 싶어 하셨던 한의학을 제게 권해주셨습니다. 그래서 저는 한의대에 진학했고 대학을 다니면서 한의학이야말로 사람이 중심이 되는 의학이라는 점을 느꼈습니다.

동의보감에서 허준 선생님은 심의(心醫)가 되라고 했습니다. 내 몸의 병이 열이라면 일곱은 마음에서 시작된다고 믿었기 때문이지요. 그것은 환자를 치료할 때는 병을 보지 말고 사람을 보라는 가르침이었습니다. 허준 선생님의 가르침을 마음속에 담고 점점 더 한의학의 매력에 빠져들었습니다.

1991년에 한의원을 열었습니다. 현재까지 약 5만 명 넘게 진료했으니 이름을 조금은 알렸다고 할 수 있겠지요. 진료를 하면서 끊임없이 저에게 하는 질문이 있었습니다. '어떻게 하면 한의학에서 진단과 치료 결과를 객관적으로 확인할 수 있을까?' 한의학 진단과 치료의 표준화와 정량화에 대한 것이었지요. 그 문제를 해결하고자 한의학 박사과정을 이수하면서 병인(病因)을 연구했고 후배들에게 도움이 될 만한 몇몇 좋은 성과를 얻었습니다. 병인이란 글자 그대로 병의 원인을 말합니다. 병인은 우리가 가지고 있는 습관과 환경에서 시작됩니다. 우리 몸에서 발생하는 질병의 뿌리가 바로 병인입니다.

이 책의 제목인 '의사를 믿지 마라'는 의사가 처방하는 약물 치료에만 의존하지 말라는 진심어린 조언입니다. 질병 치료에서 가장 중요한 것은 개인의 습관과 환경의 개선이라는 점을 강조하고자 했습니다. 이 책은 질병을 치료하기 위해 각자 병의 원인에 따라 어떤 습관을 가져야 하는지를 구체적으로 담고 있습니다. 자신의 사상체질을 변별하는 것보다 병인을 파악하는 것이 더 중요하고 시급한 일입니다. 우리가 병인을 명확히 알고 거기에 따라 습관과 환경을 바꾸어나간다면 언제나 건강한 생활을 할 수 있다고 확신합니다.

끝으로 이 책을 쓰는 데 많은 도움을 주신 경희대학교 진단·생기능의학교실 박영배 주임교수님과 병인론 창시자이신 고 김구영 선생님 그리고 병인팀 선생님들과 출판에 도움을 주신 이상미디어 관계자 분들에게 깊은 감사의 말씀을 드립니다.

– 이혁재(동우당한의원 마주보기클리닉 원장)

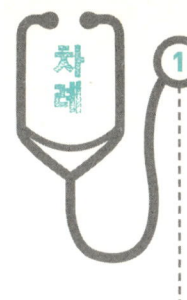

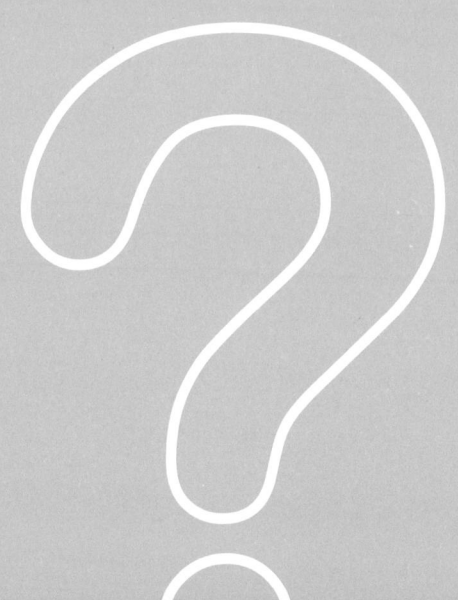

1장.
병원에 가도 왜 병은 낫지 않을까?

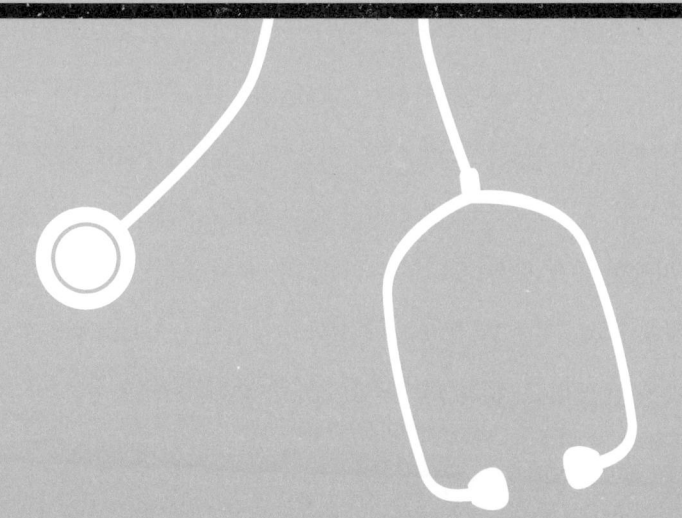

건강 상식에는
함정이 숨어 있다

몸이 아프거나 이상 증세가 나타나면 병원에 가서 의사의 진찰을 받고 약을 처방 받는다. 콧물이 나오면 콧물을 멈추게 하는 감기약, 혈압이 높으면 혈압을 떨어뜨리는 혈압 강하제, 우울증 진단을 받으면 항우울제를 먹어야 건강을 되찾거나 유지할 수 있다고 생각한다 (물론 의사가 처방하고 약국에서 파는 약은 대부분 제약회사들이 만들어낸 합성화학물질이다). 이것은 '상식'이며 다른 선택의 여지가 없어 보인다.

증상이 심각하면 진통제나 항생제, 소염제 등의 주사를 맞고 좀 더 자세한 증상을 살펴보기 위해 고가의 장비로 검사하기도 한다. 이것 역시 누구나 그렇게 하는 상식적인 선택이다. 그러나 현대의학으로 원인을 알 수 없는 질병이 있고, 그 어떤 치료로도 증상이 개선되지 않거나 오히려 치료과정에서 다른 합병증이 발생하는 경우도 많이 있다. 그런데도 과연 현대의학만이 최선의 선택일까? 그 방법 이외에 다른 길은 없을까?

인간은 의사결정이나 선택에 앞서 합리적 의심을 할 수 있다. 이것은 인간이 가지고 있는 탁월한 지적 능력이자 본능이다. 언제나 더 나은 선택을 위한 가능성은 열려 있다. 그러나 어떤 이유에서인지 몸이 아프면 우리에게는 다른 선택의 여지가 없어 보인다. 합성 화학물질로 만든 약, 주사제, 의사와 병원에 의지할 수밖에 없다.

아무런 의심 없이 옳다고 믿는 상식도 얼마든지 오류가 있을 수 있다. 잘못된 상식은 언제나 편견으로 판명될 수 있으며, 그것이 특히 건강과 관련된 것이라면 병을 키우거나 목숨을 잃을 수도 있다는 점을 명심해야 한다. 사람에 따라, 증상에 따라, 처한 환경에 따라 건강을 위한 최선의 선택은 얼마든지 달라질 수 있다.

자, 일반적으로 사람들이 옳다고 믿는 다음 세 가지 건강상식에 대해 어떻게 생각하는가? 건강에 관한 한 합리적 의심을 멈추는 순간 언제든지 질병의 고통이 당신을 엄습할 수 있다.

- 대형 제약회사에서 만든 수면제라면 안심하고 먹어도 된다.
- 건강을 위해서는 유산소 운동, 특히 조깅을 열심히 해야 한다.
- 홍삼은 누구나 먹어도 상관없으며 건강에 도움이 된다.

탈리도마이드 사건

탈리도마이드(Thalidomide)라는 수면제(진정제)가 1953년 독일에서 처음 시판되었는데, 주로 임산부들에게 처방되었다. 물론 탈리도마이드의 시판 허가를 받기 전에 동물실험을 통해 안전성을 입증했고 유럽을 중심으로 많은 나라에서 탈리도마이드가 팔려나갔다.

그런데 탈리도마이드를 복용한 임산부들이 팔다리가 짧거나 아예 없는 기형아들을 출산하기 시작했다. 탈리도마이드로 인해 전세계적으로 7,000여 명이 기형 상태로 태어났으며 그 중에는 1,500명 이상의 일본인도 포함되어 있었다. 다행히도 미국의 식품의약품청(FDA)에서는 동물들에게는 탈리도마이드의 효과가 없는 점을 이상히 여겨 판매허가를 내주지 않아 비극을 피할 수 있었다.

탈리도마이드로 인해 기형아가 출산된 지 몇 년 후에야 비로소 그 원인이 밝혀졌다. 탈리도마이드를 합성할 때 생기는 광학이성질체가 주범이었다. 물론 탈리도마이드를 복용한 모든 임산부가 기형아를 출산한 것은 아니었다. 임신을 한 이후 어떤 시점(임신 후 34~50일 사이)에 약을 복용했느냐가 기형아 출산 여부를 결정했다.

그렇다고 해서 현재 시판중인 모든 의약품의 판매를 중단하고 '약 없는 세상'을 만들자고 주장하는 것은 아니다. 수 년 동안 의약 전문가들이 몇 단계의 임상실험을 거쳐 만들어낸 약품조차 우리 몸에 어떤 부작용을 일으킬 수 있음을 알아야 한다는 점을 강조하고 싶을 뿐이다. 위급한 상황이나 다른 선택의 여지가 없을 때는 현대의학과 약의 도움을 받아야 하지만 그 전에 스스로 자신의 몸을 지키는 현명한 방법을 선택할 수 있어야 한다. 가능한 한 현대의학과 약의 도움 없이 스스로 건강해지는 길을 모색해야 한다.

짐픽스 현상

바쁜 현대인들은 운동 부족으로 인해 비만과 당뇨 등 각종 생활습관병에 시달리고 있다. 하루 종일 책상 앞에 앉아 있거나 승용차로 이동하는 사람들은 분명 운동 부족 상태일 것이다. 그래서 수많은 의사들이나 건강 전문가들이 운동의 필요성을 역설한다. 하지만 건강을 위해 유산소 운동을 열심히 하면 무조건 건강에 좋기만 할까? 우리는 운동에 대해서도 합리적 의심의 잣대를 들이밀어야 한다.

가장 대표적인 유산소 운동은 뛰는 것(조깅)이다. 심혈관질환을 예방하는 데는 조깅과 같은 유산소 운동이 좋다고 하자 너도 나도 조깅화를 신고 공원을 뛰거나 트레드밀(러닝머신) 위를 달렸다. 1977년에 출간된 《달리기에 대한 완벽한 책The complete book of running》의 저자 짐 픽스 역시 조깅 애호가였다. 35살에 담배를 끊고 조깅을 하면서 20킬로그램 넘게 체중감량에 성공했다. 하지만 그는 52살의 젊은 나이에 조깅을 하다가 쓰러져 사망했다. 역설적이게도 그의 사인은 동맥경화로 인한 심장마비로 밝혀졌다.

짐 픽스의 불행한 이야기는 '짐픽스 현상(Jim Fixx phenomenon)'으로 지금까지 회자되며 많은 사람들에게 조깅의 안전성에 대해 경각심을 불러일으키고 있다. 도대체 무엇이 잘못된 것일까?

심장병을 비롯한 심혈관질환의 예방을 위해 조깅을 택한 것 자체가 잘못이라고 말할 수는 없다. 하지만 자신의 체력과 건강 상태를 무시한 채 열심히 뛰기만 한다면 건강에 해를 끼칠 수 있다. 자신의 몸이 감당할 수 있는 한계점을 넘어선다면 심장에 과부하가 걸릴 것이고 그로 인해 심장마비에 이를 수 있다는 것이다. 심장병뿐만 아니라 무릎연골 손상이나 족저근막염 등이 올 수도 있다. 누구나 운동이 건강에 좋다고 생각하지만 자신의 몸 상태를 고려하지 않은 무리한 운동은 목숨까지 앗아갈 수 있다는 점을 명심해야 한다.

홍삼은 누구에게나 좋을까?

홍삼 관련 기능성 건강식품들이 넘쳐나고 있는데, 과연 홍삼은 누구나 먹어도 건강에 도움이 되는 만병통치약일까? 절대 그렇지 않다. 그러나 사람들은 광고와 언론을 통해 습득한 알량한 지식으로 인삼이나 홍삼을 스스로 처방내리고 건강식품으로 애용한다. 그중에서도 홍삼을 이용한 제품을 손쉽게 구할 수 있다는 이유로 많이 복용하고 있는데, 홍삼을 굳이 먹어야 할 필요성이 없는 이유는 두 가지 때문이다.

첫째, 홍삼의 효능이 필요한 경우라면 인삼을 먹는 것이 낫다. 인삼을 쪄서 말리면 붉은 기가 도는 홍삼이 된다. 홍삼은 인삼의 효능을 그대로 가지고 있다. 하지만 인삼의 성분 중 하나인 사포닌 전구체가 변형되어 있어서 인삼보다는 그 효능이 약화되어 있다. 한의원에서 홍삼을 처방하는 경우는 없다. 왜일까? 홍삼은 인삼의 효능을 조금 약화시킨 것이므로 인삼의 효능을 기대하고 처방한다면 홍삼으로는 부족하기 때문이다.

둘째, 인삼과 마찬가지로 홍삼도 인삼의 효능을 가지고 있기 때문에(약하긴 하지만) 인삼을 필요로 하지 않는 몸에는 오히려 독이 될 수 있다. 한의학에서는 비위와 심장, 폐의 기운을 도와줄 때 인삼을 처방한다. 예를 들어 비위의 기능이 저하된 사람에게 한의원에서는 인삼을 처방약에 포함시키는데, 반대로 비위의 기능이 강한 사람이 인삼이나 홍삼을 먹게 되면 부작용이 생길 수 있다. 인삼이나 홍삼을 먹고 얼굴이 상기되거나 가슴이 답답하거나 두통이 생긴다면 자신의 체질이나 건강 상태에 도움이 되지 않는다는 얘기다. 인삼도 한약재의 하나이며, 엄연히 한의사의 처방에 따라 가려 써야 하는 것이다.

홍삼을 선물로 주거나 받는 경우가 많은데, 사실 홍삼을 선물한다는 것은 어떤 사람에게 도움이 될 수도 있지만 아무런 효능이 없는 경우와 오히려 해가 되는 경우가 있다는 것을 명심하길 바란다.

특히 어린이용 홍삼 제품들에는 홍삼 이외의 다양한 약재 성분이
나 첨가물들이 들어 있다. 그렇게 되면 홍삼의 본래 효능은 기대할
수 없고 딱히 몸에 해로운 부작용도 없게 된다. 즉 '먹으나 마나'인
것에 지나지 않는다. 그럼에도 불구하고 홍삼 제품을 먹고 나서 '조
금은 건강해진 듯한 착각' 속에서 살게 된다. 기대할 수 있는 효능은
가짜 약의 플라시보 효과(아무런 효능이 없는 가짜 약을 진짜 약이라 속이
고 환자에게 먹였을 때 실제로 병세가 호전되는 현상)라고 해야 할까?

약은 몸속에 들어가면 이물질이다

컨디션이 안 좋거나 환절기가 되면 '감기'를 달고 사는 사람들이 있
다. 처음에는 콧물이나 기침이 조금씩 나다가 목 안쪽이 붓고 열이
나며 심한 감기 몸살을 앓기도 한다. 이때 우리는 약국이나 병원으
로 달려가 약이나 주사를 처방 받는다. 금방 증세가 호전되기도 하
지만 보통 사나흘이나 일주일은 앓아야 감기가 떨어진다. 감기약을
비롯한 각종 약물이 우리 몸에 들어와 있는 며칠 동안 우리 몸에서
는 무슨 일이 벌어지는 것일까?

처방 받은 약은 대부분 해열제, 진해제, 소염제이며 경우에 따라
서는 항생제가 포함되기도 한다. 이런 약들은 우리 몸이 외부의 기
후 변화에 대처하고 자연스럽게 몸을 치료하기 위한 활동을 가로
막는다. 통증, 발열, 설사, 콧물과 같은 현상은 우리 몸이 스스로 증

상을 치유하기 위한 반응인데, 약과 주사가 오히려 이런 과정을 방해함으로써 회복반응이 더디게 나타날 수 있다.

그렇다면 콧물, 열, 코막힘, 기침, 인후통 같은 증상은 왜 일어났을까? 날씨의 급격한 변화에 우리 몸이 반응한 것이거나 우리 몸이 과로나 스트레스로 인해 일시적으로 면역력이 저하되었기 때문에 나타난다. 만약에 감기약을 먹지 않고 스스로 치유하기 위한 활동 조건을 만들었다면? 마찬가지로 일주일 안에 감기가 저절로 낫는다. 오죽하면 '감기에 걸린 아이가 소아과에 가면 7일, 안 가면 일주일 앓고 낫는다'는 우스갯소리가 있겠는가!

감기약뿐만이 아니다. 병원에서 처방하는 약, 약국에서 쉽게 구입할 수 있는 약은 무조건 '안전하고 우리 몸에 이로운 것'이라는 믿음에 대해 냉정한 검토가 필요하다. 까다롭고 복잡한 임상실험을 거쳐 탄생한 약이지만 모든 약은 부작용이 생길 수 있다. 더구나 약은 자연의 물질이 아닌 합성화학물질이 아닌가! 앞서 살펴본 탈리도마이드 사건처럼 얼마든지 약의 부작용이 발생할 수 있음을 현실로 받아들여야 한다.

좀 오래된 통계이긴 하지만 눈여겨봐야 할 자료가 있다. 세계에서 의료기술이 가장 발달해 있고 의약품의 인허가가 까다롭기로 유명한 미국에서 연간 10만 명의 사람이 약물의 부작용 때문에 사망했다고 한다면 믿겠는가? 1994년 한 해 동안 미국에서는 30억 건의

약이 처방되었고, 그중 200여 만 명이 약물 부작용으로 입원했으며, 10만여 명이 사망했다. 이 수치는 미국인의 사망 원인 중 4위에 해당한다(1위는 심장병, 2위는 암, 3위는 뇌졸중).

물론 우리는 현대의학 기술의 발전에 힘입어 평균수명이 늘어났으며 외과수술 덕분에 긴박한 순간을 넘기기도 한다. 하지만 현대의학에는 빛과 그림자가 분명하다. 항암제, 항생제, 스테로이드는 물론이고 그 외 인위적으로 만들어진 모든 합성물질은 얼마든지 우리 몸의 균형을 무너뜨리고 혼란에 빠뜨릴 수 있다. 약은 특정한 증상을 완화시킬 수 있지만 우리 몸 전체에 두루두루 좋다고 단언할 수는 없다. 따라서 약은 무조건 우리 몸에 이롭다는 맹신을 거둬들이고 합리적 의심을 해야 한다.

약은 우리 몸의 입장에서 새로운 형태의 '이물질'이다. 약을 먹으면 몸속 어딘가에서 이루어지고 있는 화학반응이 멈추거나 반대로 작용하여 몸의 균형을 흐트려 놓는다.

따라서 약은 위급한 상태에 단기간 복용하는 것이 원칙이다. 예를 들어 급성 기관지 천식이 발병하면 제대로 호흡을 할 수 없고 심한 경우 기관지가 막힐 수도 있다. 이런 상태를 방치하면 사망에 이를 수도 있다. 이때 스테로이드 주사를 맞으면 우리 몸은 급속도로 안정을 되찾는다. 아토피 피부염으로 고통 받는 환자들도 스테로이드 연고를 환부에 바르면 일시적으로 가려움이 가라앉고 상태가 호전된다. 그러나 거기까지가 스테로이드의 임무이다. 스테로이드 제제는 '응급처치약'이다. 겉으로 드러난 증상을 일시적으로 완화시키며 '급한 불을 끄는 소방수' 역할을 할 뿐이다.

스테로이드는 염증반응을 일시적으로 진정시키는 묘약이지만 스테로이드를 장기간 복용하게 되면 우리 몸은 외부에서 들어온 스테로이드에 의해 길들여지고, 스스로 통제할 수 있는 능력을 상실하게 되어 또 다른 이상증세, 즉 부작용을 경험하게 된다. 아마 인터넷 검색창에 스테로이드 부작용을 입력하면 수십 가지의 다양한 부작용이 검색될 것이다.

고혈압 약에 대한
불편한 진실

우리 주변에는 평생 혈압약을 '먹어야' 하는 사람들이 많다. 그렇다면 왜 병원은 그토록 많은 고혈압 환자를 양산해내는 것일까? 일반적으로 혈압이 높을수록 동맥경화, 뇌졸중, 심근경색 등의 위험이 증가하므로 혈압을 정상치 범위 안에서 유지하는 것이 심혈관질환을 예방하는 길이기 때문이다. 이것은 통계치에 의한 아주 논리적이고 합리적인 결정처럼 보인다. 그러나 혈압은 하루에도 수십 번 오르내리며 인체의 생리적 반응을 조율한다. 온도나 날씨의 변화에 따라서도 수시로 변하는 자연스러운 현상이다. 즉, 혈압은 사람마다, 상황마다, 나이마다 얼마든지 달라질 수 있고 또 달라져야 한다.

그렇다면 '혈압'의 정상적인 상태란 무엇일까? 혈압은 혈관을 흐르는 혈액이 혈관벽에 가하는 압력이라고 간단히 설명할 수 있다. 몸 구석구석 가늘게 뻗어 있는 모세혈관까지 혈액이 흐르게 하기 위해 심장은 수축과 이완 운동을 하는데, 이때 혈관에 가해지는 혈액의 압력으로 측정한다. 혈압 정상치는 수축기(심장이 수축할 때) 혈압이 120mmHg 미만, 이완기(심장이 이완할 때) 혈압이 80mmHg 미만이다. 하지만 어떤 이유로 인해 혈압이 높아지는데, 수축기 혈압이 120~139mmHg이면 고혈압 전단계, 140mmHg 이상이면 고혈압으로 진단한다.

의사들은 정상치 범위보다 높은 혈압일 경우, 혈압을 떨어뜨리는 약을 처방한다. "혈압이 정상치보다 조금 높게 나왔네요. 일단 혈압약을 처방해드리겠습니다." 대부분 이렇게 시작되는 혈압약과의 '동행'은 기약이 없다. 왜 고혈압이 되었는지, 얼마나 심각한지, 혈압약의 부작용은 없는지, 혈압약 이외의 해법은 없는지에 대한 설명을 의사로부터 듣기란 쉽지 않다. 혈압약을 마치 운명처럼 받아들이는 사람들은 '왜' 의심을 하지 않는 것일까? 먼저 혈압약이 고혈압과 관련된 모든 문제를 해결해준다는 헛된 믿음을 버려야 한다.

그렇다면 우리 몸은 왜 혈압이 높아진 것일까?

혈관 속을 흐르는 혈액은 우리 몸 구석구석까지 영양소와 산소를 전달하고 이산화탄소와 노폐물을 받아와서 몸 밖으로 배출하는 기관에 다시 전달한다. 나이를 먹으면 혈관 안에 노폐물이 쌓이고 혈관이 좁아지게 되는데, 이때 좁아진 혈관을 혈액이 원활하게 지나가기 위해 혈압이 높아지는 것이다. 즉 혈관 벽이 좁아졌기 때문에 자연스럽게 혈압이 높아진 것이다. 혈압이 올라가야만 몸 구석구석까지 혈액순환이 원활해질 수 있다.

혈관벽에 노폐물이 쌓여 혈관벽이 좁아진 상태에서 가장 근본적이고 합리적인 해법은 무엇일까? 혈압이 높아졌으니 무조건 혈압을 낮추기만 하는 것은 옳은 선택이 아니다. 왜 혈관벽이 좁아지고 어떤 이유로 노폐물이 쌓였는지 원인에 따라 해결책을 찾아야 한다. 대부분의 경우 잘못된 식습관과 흡연, 음주, 스트레스와 과로, 운동부족 등이 원인인데, 이것을 바꾸지 않은 채 단순히 혈압 약만 먹는다고 해서 문제가 말끔히 해소되는 것은 아니다. 혈압이 상승한 직접적 기전(동맥경화증)과 그 기전이 발생한 근본적인 원인에 대한 점검이 필요하다.

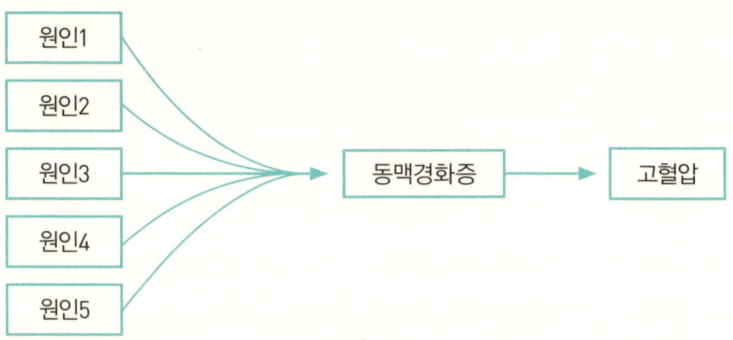

결국 고혈압에 대한 근본적인 해결책은 스트레스를 줄이고 적절한 식이요법과 운동요법을 실시하는 것이다. 그런데도 사람들은 스스로 치유할 수 있는 해법을 중요치 않게 생각한다. 오히려 '약을 먹었으니 괜찮을 거야' 하고 안심하는 오류를 범하고 만다. 게다가 세계보건기구(WHO)나 국제고혈압학회에서 주장하는 '혈압을 낮추어야 심근경색에 걸릴 확률이 낮아진다'는 의견을 전적으로 신뢰한다. 그러나 근본적인 해결책을 찾지 않고 약물을 통해 인위적으로 혈압만 낮추면 다른 데서 부작용이 생길 수 있다.

나이가 들수록 일반적으로 혈압은 높아지는 경향이 있다. 세계보건기구에 따르면 65세 미만은 최고혈압이 129 이하, 최저혈압은 84 이하가 정상치라고 한다. 그러나 65세 이상은 최고혈압 139 이하, 최저혈압 89 이하로 규정한다.

만약 65세 이상인데 최고혈압이 139, 최저 혈압이 89라면, 이것은 고혈압의 전단계일까? 약을 먹어야 할까? 평소 고혈압을 유발하

고혈압을 부르는 생활

유전적 요인	가족 중에 고혈압이나 비만 환자가 있다
식습관	짠 음식, 육류나 고지방 식품을 자주 섭취한다
생활습관	음주와 흡연을 즐기고, 스트레스를 잘 받고 화를 잘 낸다
운동습관	평소 운동을 거의 하지 않고 잘 걷지 않는다

는 요인과 거리가 먼 생활을 하고 있고 고혈압의 전단계에 애매하게 걸쳐 있다면 혈압약 복용에 대해서는 다시 한번 고려해봐야 한다. 혈압이 조금 올랐다면 우리 몸이 혈액순환을 조정하는 과정에서 어떤 필요에 의해 그런 조치를 취한 것이다. 그러나 만약 고혈압을 유발하는 생활을 하고 있다면 지금 당장 그 습관을 그만두고 변화를 꾀해야 한다.

초기 고혈압의 경우 몸 관리를 잘하면 약을 끊어도 정상으로 돌아갈 수 있다. 심각한 수준의 고혈압을 진단 받고 오랫동안 약을 복용한 경우라면 위의 표에서 밝힌 '고혈압을 부르는 생활'과 작별하고 현미밥 위주의 채식 식단, 가벼운 걷기와 운동을 꾸준히 지키면서 혈압약에 의존하는 생활에서 서서히 벗어나야 한다. 그리고 평소 예민하고 쉽게 분노하며 뭔가에 집착하는 성격을 바꾸기 위해서도 노력해야 한다. 아무런 노력도 하지 않고 당장 혈압약을 끊는 것은 무모한 짓이다(반드시 처방전을 내린 주치의와 상의하여 서서히 줄여가야 한다). 우리 몸은 작은 습관의 변화가 오랫동안 지속될 때 서서히 건강한 상태로 돌아가기 때문이다.

약이 약을 부르는 악순환을 끊자!

그렇다면 현대인들은 아예 약을 끊고 살아야 할까? 가능한 한 먹지 않는 것이 좋지만 필요한 경우에는 먹어야 한다. 하지만 장기간 복용은 결코 바람직하지 않다는 것을 여기까지 읽은 독자들이라면 충분히 이해했을 것이다. 약은 결코 근본 원인을 치료하는 것이 아니라 겉으로 드러난 증상을 완화시킬 뿐이다. 열이 높으면 열을 낮추고, 염증이 심하면 염증을 가라앉히고, 통증이 있으면 통증을 못 느끼게 하고, 혈압이 높으면 혈압을 낮출 뿐이다.

왜 열이 오르고, 염증이 생겼으며, 혈압이 높아졌는지에 대한 명확한 원인 분석 없이 약은 겉으로 드러난 수치와 증상만 '정상화'시키려고 노력한다. 그리고 '정상치'라는 이름으로 사람마다 각각 다른 건강상태, 나이에 따른 변화, 혹은 식습관과 생활습관의 차이를 무시하는 경향이 있다.

더욱 심각한 문제는 한 가지 약(이물질)을 복용하면 이내 또 다른 부작용이 생기고 그에 따라 복용해야 하는 약의 종류가 점점 늘어난다는 것이다.

병원에서 처방 받은 약을 두세 가지 씩 챙겨먹는 사람들이 있다. 고혈압 치료제(혈관을 확장시키고 혈압을 낮춘다), 위장약(위산분비 억제제), 신경안정제, 콜레스테롤 억제제, 당뇨병 치료제, 혈액순환 촉진제, 수면제, 변비약, 이뇨제, …… . 물론 약이 좋아서 '즐겨먹는' 사람은 없을 것이다. 그러나 명심해야 할 것은 '약'이 '약'을 부른다는 것이다.

예를 들어보자. 어떤 70세 노인이 건강검진을 받았는데, 혈압이 높다는 진단을 받았다. 집에서는 정상 혈압이 나오는데, 병원에만 가면 긴장한 탓인지 혈압이 높게 나왔다. 혈액 검사 결과 콜레스테롤 수치도 높은 것으로 판명되었다. 결국 담당의사는 혈압약과 함께 콜레스테롤 약도 처방했다. 약을 먹은 지 며칠 지나지 않아 약의 부작용인지는 알 수 없으나 두통과 현기증이 나타나기 시작했다. 이 증상을 의사에게 호소하자 의사는 약을 줄이거나 중단하기는커녕 두통약과 현기증 약을 처방했다. 그러자 이번에는 위궤양이 생겨서 결국 노인은 위궤양 약까지 복용해야만 했다.

약이 약을 부른다는 것은 이런 것을 두고 하는 말이다. 70세 노인이 처한 상황에 대한 면밀한 검토 없이 그저 혈압과 콜레스테롤 수치가 높다는 이유로 약을 처방했는데, 두통과 현기증, 위궤양이 연달아 나타난 것이다. 결과적으로 혈압은 정상치를 유지했을지 모르지만 이 노인은 약으로 고혈압을 치료한 것일까? 절대 그렇지 않다. 약의 인위적인 작용으로 몸의 균형이 무너지고 다른 곳에서 이상증세가 나타난 것이다. 고혈압(사실은 그 노인을 고혈압 환자로 규정하는 것이 옳은지도 의문이다)이라는 증상에 대한 대중요법으로 약을 처방했지만 그것은 눈앞의 증상에만 급급한 무지한 접근법이다.

《약이 필요 없는 몸 만들기》의 저자인 의학박사 오카모토 유타카는 실제로 우리가 얼마나 약에 의존하며 살고 있는지 요양시설에 입원한 노인들을 대상으로 조사한 적이 있다. 2009년 1월부터 12월까지 어느 요양시설에 있는 66명은, 놀랍게도 1인당 하루에 12종류의 약을 23알씩 1년 이상 복용하고 있었다.

그들의 처방전에 가장 많이 등장하는 약은 수면제, 혈압약, 변비약이었다(특히 이 세 가지는 함께 처방되는 경우가 많았다). 그 다음으로 통증을 완화시키는 소염진통제, 콜레스테롤을 낮추는 지질이상증치료제, 신경안정제, 당뇨병약, 이뇨제 등이 단골로 처방되었다. 이들은 처음부터 매일 이 많은 약을 먹었을까? 아니다. 이들은 처음에는 한두 가지로 시작했다. 그러나 복용하는 약을 한두 개씩 늘리면서 거기에 따라오는 다른 약들을 덩달아 늘려야 하는 악순환에 빠진 것이다. 이런 약을 복용하는 노인들 중에 마비 증상이나 통증, 변비, 우울증, 불면증에 시달리는 경우도 있는데 이것은 뭔가 잘못된 것임이 분명하다.

'약이 약을 부르는 생활'로는 결코 건강해질 수 없다. 그렇게 많은 종류의 약을 먹고도 앞으로 더 많은 약을 추가해야 하는 상황은 바람직하지 않다. 건강하게 장수하는 사람치고 약을 습관적·장기적으로 복용하는 경우는 거의 없다.

그렇다면 약이 약을 부르는 악순환에서 어떻게 벗어날 수 있을까? 사람들은 대부분 약을 끊거나 줄이면 부작용이 생길 것이라고 염려한다(물론 갑자기 먹던 약을 일시에 끊는 것은 바람직한 방법이 아니다). 그것은 환자뿐만이 아니라 의사도 마찬가지다. 의사는 환자의 약을 줄이거나 끊는 것을 환자만큼이나 두려워하며, 그들은 환자의 현재 상태를 '유지'하는 데 주안점을 두고 치료한다.

그러나 환자나 의사 모두 놓치고 있는 것은 '약은 일시적으로 증상을 완화시키는 목적으로만 사용한다'는 사실이다. 바꿔 말하면 약은 근본 해법을 찾지 못한 상태에서 내린 임시방편인데, 약에 의존하다 보면 그 사실을 망각하곤 한다. 의사들은 이렇게 반문할지도 모른다. "약을 줄이거나 끊어서 부작용이 생기면 어떻게 할 겁니까? 과연 그 방법이 옳을까요?" 거기에 대한 반박은 다음과 같다.

"약을 계속 먹으면서 가짓수를 늘리다가 발생하는 부작용은요? 그것이 과연 옳은 선택일까요?" 결국 우리는 다른 길을 찾아야 한다. 우리의 몸이 스스로 치유할 수 있는 길은 분명 있다. 우리가 그것을 아직 모를 뿐이다.

'몇 가지 약을 챙겨 먹고 있으니 나는 건강에 꽤 신경 쓰고 있다'는 착각은 하지 말자. 건강한 사람은 결코 습관적으로 약에 의존하여 건강을 유지하지 않는다.

환자에게는
세컨드 오피니언이 필요하다

단순히 감기나 발목을 삔 것이 아니라 위중한 질병을 앓고 있을 때 병원에서 처방받은 약과 치료법이 오히려 다른 질병을 키우는 현상에 대해서 우리는 어떻게 받아들여야 할까? '모든 약과 처방에는 부작용이 있을 수 있다'라는 병원과 의사, 제약회사의 변명 아닌 변명을 우리는 당연하게 받아들인다. 질병은 숙명이며, 원인을 명확히 알 수 없으니(실제로 현대의학은 많은 질병에 대해 원인불명으로 설명한다) 현대의학과 화학약품만이 최선의 선택이며 가장 믿을 만하다는 '신화'를 깨기가 쉽지 않아 보인다.

물론 현대의학은 지난 100여 년 간 눈부신 발전을 이룩했다. 응급처치를 위한 외과적 수술, 급성감염에 대한 대처, 최신 장비를 통한 정확한 검진, 항생제의 탄생과 발달로 인한 획기적인 치료는 분명 인정해야 한다. 그러나 현대인들이 앓고 있는 수많은 생활습관병과 원인을 알 수 없는 난치병이라면 문제는 달라진다. 현재 의료의 중심으로 자리잡은 서양의학의 한계는 여기에 있다. 생활습관병이든 난치병이든 서양의 현대의학은 겉으로 드러난 증상을 완화시켜줄 뿐이다. 그리고 결정적으로 그 과정에서 우리 몸에 치명적일 수도 있는 이물질, 즉 화학약품이 다른 부작용을 낳는다. 항암제, 스테로이드, 수면안정제나 신경안정제 모두 수많은 부작용을 가지고 있다. 현대의학에 의해 밝혀진 것도 있고 밝혀지지 않은 것도 있다. 이것이 바로 현대의학의 불편한 진실이다.

그렇다면 환자의 입장에서 생각해보자. 고통을 호소하는 증상에 대해 병원에서 응급처치를 받고 나서 일시적으로 안정을 되찾았다. 그러나 병원에서는 원인을 알 수 없다고 한다. 게다가 현대의학의 치료법은 부작용이 나타날 수 있음을 염두에 둬야 하며 어디까지나 대증적인 방법일 뿐이다. 여러분이 환자라면 어떻게 하겠는가? 결국 환자와 그의 가족은 질병의 근본적 해법을 찾기 위해 잠시 멈추고 고민을 해야 한다.

여기서 필요한 것이 바로 세컨드 오피니언(second opinion)이다. 세컨드 오피니언은 환자의 담당의 또는 주치의와 별도로 다른 의사에게도 질병에 대한 진단과 치료법에 대해 의견을 구하는 것이다. 왜 이것이 필요할까?

　현재 담당의가 제안한 치료법이 심각한 부작용이나 후유증을 불러올지도 모르는데, 환자는 위험을 감수하고 그대로 따를 수는 없는 노릇이다. 이것은 담당의사에 대한 신뢰의 문제로만 바라볼 것이 아니라 환자의 절박한 처지와 심정을 고려해야 한다는 것이다. 어쨌든 그 의사가 100% 완치를 보장해주는 것도 아니고 부작용과 후유증, 혹은 수술시 벌어질 수 있는 불상사에 대해서도 의사는 환자와 가족에게 선택에 따른 책임을 모두 떠넘기지 않는가? 의사인 그들의 선택이 옳은지 치료과정에서 어떤 실수나 불합리한 면이 있었는지 환자나 그의 가족들은 알 수 없다.

　진정한 의사라면 오히려 환자와 가족에게 '다른 의사의 의견도 들어보는 것이 좋겠습니다'라고 말할 수 있어야 한다. 어차피 치료과정이 어렵고 부작용이 우려된다면 질병에 대한 다양한 접근법과 치료방법에 대한 탐색이 필요하다. 결국 결과에 대한 책임은 환자가 지기 때문이다.

　당뇨병이 심해져 합병증으로 발을 절단해야 한다는 선고를 받는 환자들이 있다. 원인이 무엇이든 다리쪽 혈관이 좁아져 혈전이 쌓이는 동맥경화가 진행되고 발끝의 모세혈관까지 산소와 영양소가 전달되지 못한 조직은 괴사하게 된다. 병원에서는 계속 상황을 요의주시하면서 대처를 했겠지만 부득이하게 발을 절단해야 한다는 의견을 환자에게 전달할 때 환자는 그대로 수긍하기 어렵다. "제 발을 잘라야 한다고요? 다른 방법은 없나요? 아니, 계속 치료를 받았는데 어떻게 이 지경이 될 수 있지요?" 이것이 정상적인 반응이다. 병원이나 의사도 심사숙고 끝에 내린 결론이겠지만 순순히 발을 내놓을 수 없는 것이 환자와 가족의 마음이다.

세컨드 오피니언은 그 질병에 정통한 전문의 또는 질병과 관련이 있을 수 있는 다른 분야의 전문의에게 듣는 것이 옳다. 즉 주치의와 다른 관점에서 치료를 선택할 만한 의사를 찾아야 한다. 주치의가 외과의라면 내과의나 방사선치료의에게 물어보면 좋다. 그러나 현대의학의 테두리에 갇혀 있는 의사라면 똑 같은 결론을 내릴 것이다. 결국 우리는 제2, 제3, 제4의 의견을 구할 수밖에 없다. 물론 최종적인 선택은 환자 자신의 몫이다.

현대의학으로 해결할 수 없는 문제라면 그 테두리 바깥에서 길을 모색해야 한다. 다행히 우리나라에는 수백 년 동안 이어져 내려온 한의학이 있고, 다양한 대체의학도 있다. 한의학과 대체의학은 기본적으로 인간의 몸의 균형, 면역력과 자연치유력을 중요시한다. 따라서 우리 몸에 무리를 가하거나 부작용을 일으킬 수 있는 화학의약품을 사용하지 않는다. 현대의학으로 급한 불을 껐다면 이제는 자신의 몸이 본래 가지고 있는 면역력과 자연치유력을 끌어올리기 위한 조치를 취해야 한다.

한의학과 대체의학	서양의 현대의학
역사가 길다	근대 이후에 발달했다
질병의 예방과 근본적 치료에 효과적이다	진단과 응급치료, 세균감염증에 효과적이다
부작용이 적다	증상과 통증을 완화시키지만 부작용이 많다

물론 현대의학의 성과나 장점도 분명히 있다. 항생제의 발달로 인해 그동안 불치병으로 여겨졌던 결핵은 치료가능한 가벼운 질병이 되었으며 항생제 덕분에 감염에 의한 유아의 사망도 줄어들었다(물론 항생제에 내성을 가지는 새로운 균이 나타났다). 또 극심한 통증에는 모르핀이 유용하다(구토나 변비 같은 부작용이 나타날 수 있다).

이외에도 혈액검사, X선 검사, 위장내시경, 혈관조영술, 초음파검사, CT, MRI 등을 통해 눈에 보이지 않는 부분까지 면밀히 알 수 있다. 인슐린을 통한 당뇨병 치료, 갑상선 기능저하증에 효과적인 갑상선 호르몬 요법, 인공투석을 통한 신부전 치료 등도 현대의학의 성과이다.

결국 서양의학의 장점과 한의학을 비롯한 대체의학의 통합의학적 치료가 가장 합리적인 선택이다. 서양의 현대의학과 한의학과 대체의학을 잘 선택해서 치료한다면 효과는 배가된다. 언제 어떤 상황에서 각각의 방법을 쓰는 것이 좋을지 선택하는 것은 환자의 몫이다.

질병에도
진짜와 가짜가 있다

대사증후군(metabolic syndrome)이라는 것이 있다. 만성적인 대사 장애로 인해 비만, 고혈압이나 고지혈증, 공복시 혈당이 100mg/dL 보다 높은 상태(당뇨병의 전단계), 죽상동맥 경화증 등 여러 가지 질환이 한꺼번에 나타나는 것을 이르는 말인데, 과연 이것을 질병이라고 불러야만 할까?

현대의학에서는 대사증후군의 원인을 명확히 규명하지는 않지만 그 해법으로 식이요법이나 운동요법을 통한 생활습관 개선과 체중 감량에 중점을 두고 있다. 이 말을 뒤집어보면, 평소 고지방, 고단백 위주의 기름진 음식을 많이 먹고 운동을 전혀 하지 않으며 비만을 오랫동안 방치한 사람들이 대사증후군에 걸린다고 할 수 있다.

이와 비슷하게 생활습관병이라는 것이 있다. 식사습관, 운동습관, 흡연, 음주 등의 생활습관으로 인해 생기는 고혈압, 고지혈증, 당뇨병, 비만, 동맥경화증, 협심증이나 심근경색, 뇌졸중 같은 심혈관질환, 알코올성 간질환, 악성 종양 등이 생활습관병에 해당한다. 생활습관병에 대한 해법 역시 간단하다. 지방 섭취를 줄이고 비만 상태에서 벗어나며, 흡연과 음주 생활을 중단하는 것이다.

생활습관병을 예전에는 성인병이라고 했다. 주로 잘못된 생활습관에 길들여진 성인들에게 증상이 나타났기 때문인데, 어느 순간부터 생활습관병이라는 말이 대신하고 있다. 왜냐하면 잘못된 식이습관과 운동부족으로 인해 아이들에게도 비만, 고혈압, 고지혈증, 당뇨와 같은 증상이 나타났기 때문이다!

이 시점에서 우리는 질병에 대한 정의와 범위에 대해 진지하게 고민해봐야 한다. 도대체 먹는 음식을 조절하고 적당히 규칙적으로 운동하면 나을 수 있는 상태를 왜 병이라고 하는 것일까? 의사와 현대의학의 도움을 받아 치료해야 할 진짜 병과 대사증후군이나 생활습관병을 모조리 뭉뚱그려 '병'이라고 하는 것은 문제가 있다. 유전적으로 결함을 타고났거나 원인을 명확히 찾을 수 없는 질환들은 전문가인 의사의 도움을 받고 적극적으로 치료에 나서야 한다. 이와 달리 생활습관병은 습관을 개선하고 주변 환경에 조금만 주의를 기울이면 얼마든지 나을 수 있는 '가짜' 병이다.

- 진짜 병 : 의사와 환자가 함께 노력하고 치료해야 나을 수 있다
- 가짜 병 : 환자 스스로 습관과 환경을 바꾸면 나을 수 있다

    물론 잘못된 생활습관으로 인해 생기는 '가짜' 병도 적절한 시점에 적절히 대응하지 못하면 생명을 위협하는 심각한 질병이 될 수 있다. 가벼운 감기 증상도 제대로 대처하지 못하면 폐렴과 같은 심각한 질병이 된다. 따라서 '가짜' 병은 아직 병으로 발전하지 않은 단계, 즉 '미병(未病)'이라고 부를 수 있다. 고혈압, 고지혈증, 제2형 당뇨병, 비만, 우울증, 불면증, 변비 같은 증상들은 얼마든지 생활습관과 환경의 개선으로 나을 수 있으므로 선천적 결함이나 원인을 알 수 없는 병들과 똑같이 취급해서는 안 된다.

    '미병'의 범주에 든 질환들은 굳이 의사나 약의 도움을 받지 않더라도 생활습관과 환경의 개선으로 얼마든지 스스로 나을 수 있다. 그런데 우리는 의사가 치료하지 않아도 나을 수 있는 병에 호들갑을 떨며 약을 먹고 수시로 병원에 드나든다. 진통제, 소염제, 해열제는 물론이고 병원에서 내린 진단 결과에 따라 강압제, 항고지혈증제, 혈당강하제, 항불안제 등을 먹는다. 약과 병원이 없으면 불안해지기 때문일까? 스스로 치유할 수 있는 힘이 있음에도 불구하고 그 힘을 자각하지 못한 채 우리는 자꾸 외부의 힘에 의존하려고만 한다.

    병을 치료하는 데는 두 가지 방법이 있다. 첫째는 병이 들기 전에

그것을 예측하여 미연에 치료하는 것이고, 둘째는 병이 든 다음에 치료하는 것이다. 역사상 위대한 명의들은 모두 병들기 전에 병을 막고자 했는데, 이것이 바로 '미병이치지(未病而治之)'의 경지이다. 최고의 주치의는 병이 났을 때 잘 치료하는 의사가 아니라 '병이 잘 나지 않도록' 미연에 방지해주는 의사이다. 병으로 나타난 상태에서 그것을 치료하는 것 역시 대단하다고 할 수 있으나 병을 앓은 사람의 몸은 예전과 같을 수 없다.

그렇다면 어떻게 병으로 발전하기 전에 알아차리고 이를 막을 수 있을까? 이 물음에 대한 답이 바로 이 책 속에 들어 있다. 잘못된 습관과 환경으로 인해 몸에는 이상 증세가 나타나는데, 이 때 방치해 버리면 훗날 심각한 질병으로 악화될 수 있다. 몸에 이상 증세가 나타났을 때 자신의 생활과 환경을 점검함으로써 질병을 미리 막아야 한다. 병이 들어 몸이 고통스러울 때까지, 즉 의사가 알아차릴 때까지 기다렸다가 치료하는 것은 바람직하지 않다. 이것이야말로 '소 잃고 외양간 고치기'이며, 사람이 죽은 다음에 약을 짓는 사후약방문(死後藥方文)이다.

우리 몸은 건강에 이상이 있다는 신호를 수시로 몸 밖으로 표출하는데도 우리가 그것을 알아채지 못하거나 대수롭지 않게 생각하기 때문에 스스로 병을 키우게 된다. 물론 그 과정에서 우리는 질병의 원인인 습관과 환경은 그대로 내버려둔 채 약과 병원에 의지하려고만 한다. 고혈압, 당뇨 같은 만성질환에 시달리면서 약과 병원 없이는 한시도 살 수 없는 '불건강' 상태에 빠지고 만다. 결국 중요한 것은 진짜 병이 되기 전인 '미병' 단계에서 깨닫는 일이다.

대중요법의 한계를
인정해야 한다

서양의학을 중심으로 하는 현대의학은 대증요법일 뿐이다. 그들은 응급한 상황을 벗어나기 위한 조치를 할 뿐이다. 현대의학의 도움으로 위기를 모면했다면 질병의 근본적인 원인을 고민해보고 질병을 유발한 원인을 찾아내어 잘못된 생활을 송두리째 바꿔야 한다. 병원의 치료나 처방을 계속 따르면서 저절로 낫기를 바라서는 안 된다. 악성 종양으로 인한 암을 치료하기 위해 병원에서 할 수 있는 방법은 외과적 수술을 통한 종양 제거, 각종 부작용이 뒤따르는 항암제 투여, 방사선 치료 등이다. 그러나 이런 방법으로 암이 더 이상 재발하지 않고 다른 조직으로 전이되지 않으며 완치되었다는 이야기는 듣기 쉽지 않다.

암에 걸린 사람들에게 가장 많이 내려지는 처방은 항암제이다. 항암제를 사용하면 암의 크기는 일시적으로 작아진다. 그러나 암세포를 전멸시키는 것은 아니다. 오히려 항암제가 암세포를 죽이지 않고 정상세포를 공격할 수도 있다. 그러면 우리 몸의 면역체계는 혼란스러워지고 저하되며 다시 암은 확산된다. 이것이 바로 항암제의 부작용이다. 단순히 구토감을 느끼고, 두통이나 열이 생기고, 머리카락이 빠지는 데 그치지 않는다는 것이다.

그럼에도 불구하고 왜 끊임없이 항암제를 처방하고 환자는 그것을 받아들일까? 의사나 환자 모두 다른 방법이 없다고 판단했기 때문이다. 이것이 바로 현대의학과 병원이 만들어놓은 '신화'이다. 암은 원래 한 번 걸리면 치료가 어렵기 때문에 항암제가 제대로 듣기를 바라며 지푸라기를 잡는 심정으로 매달리는 것이다.

스테로이드제도 항암제와 크게 다르지 않다. 스테로이드는 급성천식, 쇼크, 아토피성 피부염, 자가면역질환, 백혈병 등에 즉각적인 증상개선 효과가 있다. 그러나 스테로이드는 당뇨병, 위·십이지장궤양, 근위축증, 우울증, 간기능 저하, 혈전, 골다공증 등 간과할 수 없는 부작용이 수없이 많다.

정신질환에 처방하는 수면진정제와 안정제도 극심한 불안증이나 우울증에 일시적으로 사용할 수는 있으나 장기적으로 사용할 경우 많은 부작용이 뒤따른다. 자율신경계의 균형을 무너뜨리고 혼란에 빠뜨리며 뇌의 정상적인 활동도 방해할 수 있다. 뇌의 특정 부위의 작동을 억제함으로써 증상을 덮어버리기 때문이다. 게다가 약에 의존하지 않고서는 정상적인 생활이 불가능해지며 더 많은 부작용을 낳게 된다.

결국 우리는 질병을 근본적으로 치료하기 위해 다른 방법으로 눈을 돌려야 한다. 물론 서양의학을 중심으로 하는 현대의학을 무조건 배제하자는 것은 아니다. 현대의학으로 치료가 불가능한 경우, 혹은 현대의학의 치료법에 의문을 품거나 동의할 수 없는 경우에 자포자기하지 말고 다른 방법을 찾아보자는 것이다. 가장 중요한 것은 몸에 이상 증세가 나타났을 때 자신의 생활을 되돌아보고 예방하는 일이다. 최고의 명의는 질병을 치료하는 의사가 아니라 미연에 방지하는 의사이다.

여기서 한의원을 찾아온 한 환자의 사례를 살펴보자.

사례 34세의 미혼 여성이 한의원을 찾아왔다. 한쪽 다리가 너무 많이 부어서 반대쪽과 비교해보니 거의 두 배 이상 차이가 났다. 대학병원을 두 곳이나 옮겨 다니면서 검사와 치료를 했지만 정확한 진단도 치료도 하지 못했다고 한다. 두 병원에서 총 3개월간 입원하여 지냈지만 차도가 없어 마지막으로 지푸라기라도 잡는 심정으로 찾아온 것이다. 보통 그런 증상은 몸통에서 다리로 내려가는 혈관이나 림프관 등에 문제가 생겨 발생하는데 이 환자의 경우에는 해당사항이 없었다.

이 환자는 평소에 등산을 좋아했고 암벽등반을 즐길 만큼 건강했다고 한다. 갑자기 몸이 그렇게 되자 본인은 물론이거니와 온 집안 식구들의 걱정이 컸다. 왜 이런 증상이 발생한 것일까? 환자와 상담해보니 평소에 결혼 문제로 부모님과 갈등이 많았는데, 스트레스를 받고 화를 참다 보면 그 다음날 온몸이 잘 부었다고 한다. 그런데 어느 날 등산을 하다가 바위에서 굴러서 온몸에 타박상을 입었는데 워낙 건강하다보니 다행히 뼈는 상하지는 않았고 그대로 털고 일어났다고 한다. 그 후부터 서서히 한쪽 다리가 붓기 시작하더니 점점 더 부어올랐다는 것이다.

한의학적인 병의 원인, 즉 병인은 칠정과 어혈이다. 칠정이란 스트레스를 많이 받고 화를 삭이다가 발생하는 것이고 어혈은 외부로부터 물리적인 충격을 받아서 발생하는 것이다. 3개월간 칠정과 어혈을 다스리는 한약 치료를 하고나서 완전히 예전의 다리로 돌아왔다. 병원에서 이뇨제를 아무리 처방해도 낫지 않던 심각한 다리 부종이 칠정과 어혈이라는 병의 원인을 치료하면서 원래대로 회복될 수 있었다.

이 책에서 계속 강조하는 것이지만 대증요법은 '시간 벌기'에 불과하다. 응급질환이나 급성감염질환에 대한 대증치료가 성공적으로 끝났다면 이제는 자신의 몸이 보내는 신호에 귀를 기울이며 근본적인 치료에 나서야 한다. 왜냐하면 현대인들이 앓고 있는 대부분의 질환은 잘못된 식습관, 생활습관, 스트레스 등으로 인한 만성질환이며, 최첨단을 달리는 서양의학으로는 완치가 불가능하기 때문이다. 서양의학은 질병으로 인한 통증이나 증상을 일시적으로 완화시키거나 더 이상 악화되지 않도록 관리할 뿐이다.

병의 원인을 찾아서
: 거꾸로 건강법

질병이 발생하는 메커니즘은 간단하다. 유전적 문제나 사고에 의한 부상이 아니라면 우리는 잘못된 생활습관과 생활환경에 오랫동안 노출되어 질병에 걸린다. 질병이 되기 전에 우리 몸은 '증상'(자각하든 못하든)이라는 위험신호를 보내지만 적절한 대처를 하지 못하면 심각한 질병이 된다.

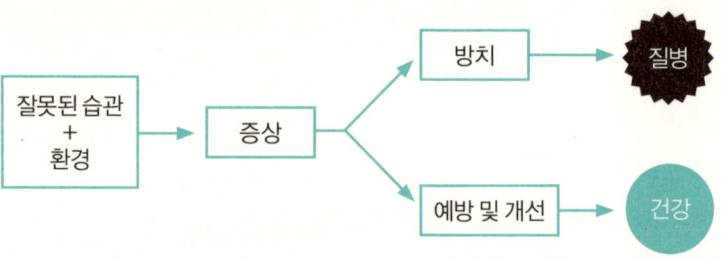

어느 날 갑자기 암에 걸리는 경우는 없다. 어느 날 갑자기 '암 선고'를 받을 뿐이다. 암 환자들은 짧게는 수 년, 길게는 수십 년 동안 자신도 모르게 암세포를 키우는 생활습관과 환경에 젖어 있었을 것이다. 따라서 환자가 해야 할 일은 자명하다. '나에게 왜 이렇게 큰 시련이 닥친 것일까?' '아, 가혹한 운명이여!' '이런 질병에 걸리다니 나는 운이 없군!' 이렇게 숙명론자처럼 생각할 일이 아니다.

오직 자신의 잘못된 생활을 반성하고 적극적으로 개선하는 일이 필요할 뿐이다. 질병의 원인은 분명 자신의 생활습관과 환경에서 찾을 수 있다. 여기서 말하는 생활습관은 과로, 성생활, 수면, 운동, 스트레스, 흡연, 음주, 과식과 영양 불균형 같은 모든 식이습관을 포함한다. 결국 우리는 자신의 건강을 망치는 생활에 젖어 있고, 그것이 몸에 해로울 수 있다는 중요한 사실을 간과한 채 살고 있다.

질병은 심각해지기 전에 미리 방지하는 것이 최선의 길이다. '심각해진다'는 것은 병원이나 약의 필요성을 느끼는 단계이다. 그렇다면 그 이전 단계에서 우리 몸이 전하는 신호에 민감해질 필요가 있다. 그러나 우리는 우리 몸이 보내는 미세한 신호를 알아차릴 만큼 섬세하지 못하다. 혈관질환, 간질환, 각종 암 등은 심각한 상태에서 의사에 의해 선고 받기 쉽다.

'침묵의 살인자'로 불리는 혈관질환에는 심근경색이나 뇌경색, 뇌출혈 등이 있는데, 이런 질환은 모두 혈관벽이 두터워지고 경직되며 혈전에 의해 혈관이 막힐 때 생긴다. 그러나 동맥의 건강 상태를 우리가 눈으로 확인할 수는 없다. 또 심각해질 때까지 자각하기가 쉽지 않다. 다만 고혈압, 당뇨병, 고지혈증과 같은 질환으로 우리에게 신호를 보내고 있다. 육류 위주의 식사, 과식, 과음, 흡연과 같은 생활습관을 오랫동안 지속하고 있다면 당장 그런 생활을 그만둬야 한다. 물론 나이가 들수록 혈관의 내벽은 두터워지고 경직되는 경향

질병을 부르는 습관	건강을 부르는 습관
담배를 피운다	담배를 피우지 않는다
과음을 자주 한다	술은 적당히 1~2잔만 한다
육류 중심의 식사를 한다	과일과 채소를 즐겨 먹는다
운동은 거의 하지 않는다	매주 3회 이상 30분 정도 운동을 한다
취침 시간이 불규칙하다	일정한 시간에 잠자리에 든다
수면시간이 부족하다	최소 6~7시간은 잔다
퇴근 후에도 일 생각을 자주 한다	퇴근 이후에는 가족과 취미생활을 즐긴다
화를 자주 내며 웃는 일이 거의 없다	하루에 3번 이상 웃고 화를 거의 안 낸다
근심과 걱정이 많다	매사에 긍정적으로 생각한다
일터의 공기가 좋지 않다	주변 환경이 쾌적하다

이 있지만 그렇다고 해서 그것을 자연스럽게 받아들여서는 안 된다.

결국 건강의 비결은 너무나 간단하여 여기에 적기 민망할 정도다. 첫째, 질병이 걸리지 않도록 평소에 관리하고 예방하는 것이다. 둘째, 자신의 몸의 변화를 섬세하게 알아차리는 것이다.

이 책에서는 질병을 부르는 5가지 원인에 대해 다룰 것이다. 단언컨대, 선천적인 결함이나 사고가 아닌 한 모든 질병은 5가지에서 시작한다. 여기에 대해서는 2장에서 자세히 설명할 것이다. 가장 중요한 것은 질병을 초래한 자신의 습관(원인)이 무엇인지 정확하게 아는 일이다.

만약 어떤 질병에 걸렸다면, 혹은 어떤 이상 증세를 감지했다면 어제의 '나'와 반대로 살아야 산다. 그 어떤 명의를 찾아가 진료를 받고 약을 먹은들 자신의 생활이 바뀌지 않으면 결코 낫지 않는다. 이것이 바로 현대인들을 위한 유일한 해법인 '거꾸로 건강법'이다. 질병을 치유하고 건강한 상태로 돌아오기 위해서는 그만큼 오랜 시간이 걸린다. 그 어떤 명의나 명약도 하루아침에 질병을 완치시키는 기적을 만들지는 못한다.

최고의 의사는
내 몸 안에 있다

'병을 고치는 것은 의사가 아니라 자신이다.' 이렇게 이야기하면 반신반의할 것이다. 양방병원의 의사든 한의사든 치료방법을 알려주고 도와줄 뿐 결국 질병을 이겨내고 치유하는 것은 환자 자신이다.

우리 몸은 약 60조 개의 세포로 구성되어 있다. 60조 개의 세포로 이루어진 우리 몸은 '고작' 3만 개의 부품으로 만들어지는 자동차보다 훨씬 정교하고 민감하다. 어딘가 문제가 생기면 스스로 치유하고자 하는 노력을 한다. 즉 모든 세포는 자기 복제 능력과 복원력을 가지고 있다. 인간만이 아니라 모든 동물과 식물은 자연치유력을 가지고 있다. 이것이 생물과 무생물의 가장 큰 차이점이다.

병을 고치는 것은 결코 의사나 약이 아니다. 다만 좀 더 쉽게 좀 더 빨리 치유할 수 있도록 도와주는 것이 의사와 약의 진정한 소임이다. 모든 질병을 치료하는 주체는 바로 환자 자신이다.

지금 이 순간에도 당신의 몸에서는 끊임없이 오래된 세포가 죽고 새로운 세포가 만들어지고 있다. 그 과정에서 우리 몸은 자연치유력을 발휘한다. 그러니 자신의 엄청난 치유능력을 믿자! 이것이 바로 근본적 치료의 시작이자 핵심이다.

물론 이 자연치유력은 언제 어디서나 그냥 발휘되는 것이 아니다. 자연치유력을 발휘하지 못하도록 하는 환경과 습관은 얼마든지 있다. 흡연과 자동차 매연, 음주, 과로, 스트레스, 오염된 공기, 각종 화학물질로 뒤범벅이 된 주거환경 등은 우리 몸 안의 치유력이 제대로 발휘하지 못하도록 막는 방해물이다. 여기에는 각종 부작용을 유발할 수 있는 화학약제의 장기간 복용도 포함된다.

물론 서양의학도 예방의 중요성을 강조하며 모든 질병을 극복하기 위해서는 환자 자신의 노력이 중요하다는 것을 잘 알고 있다. 서양의학의 아버지라 불리는 히포크라테스는 이런 말을 남겼다.

- 인간의 몸 자체가 가장 위대한 치료자이다.
- 병을 낫게 하는 것은 자연의 힘이다.
- 현명한 사람은 자신의 판단으로 질병을 어떻게 치료해야 할지 배울 준비가 되어 있다.

서양의학의 아버지라고 불리는 히포크라테스가 이런 말을 했다는 것이 놀랍지 않은가? 그 어떤 신통방통한 약과 의술보다 자신의 몸 그 자체가 가장 위대한 치료자라는 사실을 받아들이자. 이것은 서양의학에 기반을 둔 현대의학을 부정하는 것이 아니다. 현대의료의 중심에 있는 서양의학은 그 효용과 한계가 분명하다는 점을 말하고 싶다. 사고 등으로 인해 응급처치가 필요한 경우, 첨단 장비로 세밀한 진단이 필요한 경우, 급성감염증 등에는 대증요법을 위주로 하는 서양의학이 절대적으로 필요하다. 그러나 대증요법은 결코 근본적인 해법이 아니라는 한계에 대해서도 명확히 인식해야 한다.

근본적 해법은 도외시한 채 약과 병원에 의지하다가 결국 죽음에 이르게 되는 사람들을 숱하게 볼 수 있다. 반대로 약과 병원에서 과감히 벗어나 자신만의 방법(한의학과 대체의학을 포함하여)으로 현대의학이 난치병이라고 규정한 질병들을 치유한 사례들을 TV나 신문에서 얼마든지 볼 수 있다. 물론 모든 환자들이 약과 병원을 포기하고 자연적인 치료에 집중하자는 것은 아니다. 단 약과 병원으로 병세가 호전되지 않는 경우라면 환자 스스로 치유하려는 적극적인 자세가 필요하다는 것이다.

이것이야말로 히포크라테스가 말한 것과 일맥상통한다. 약과 수술 같은 현대의학의 도움을 받아 응급한 상황을 벗어났다면 이제는 질병의 '뿌리'를 뽑아내기 위해 싸워 이겨내야 하는 것은 환자 자신이라는 사실을 근본적인 치료의 대전제로 삼자는 것이다.

우리 몸은 답을 알고 있다. 건강해지는 비결을 알고 싶다면 우리 몸이 보내는 신호에 귀를 기울여야 한다. 그 신호를 알아차리면 진짜 병이 되기 전에 미리 병을 예방할 수 있다. 최고의 의사는 바로 자기 자신이어야 한다! 이미 증상이 악화되어 돌이킬 수 없는 상태에서 병원에 가면 아무리 소문난 명의인들 무엇을 할 수 있겠는가? 무엇보다 자신의 몸을 제대로 알고 이상 증세가 나타났을 때 그 원인을 가늠해볼 수 있는 식견과 지혜가 있어야 한다.

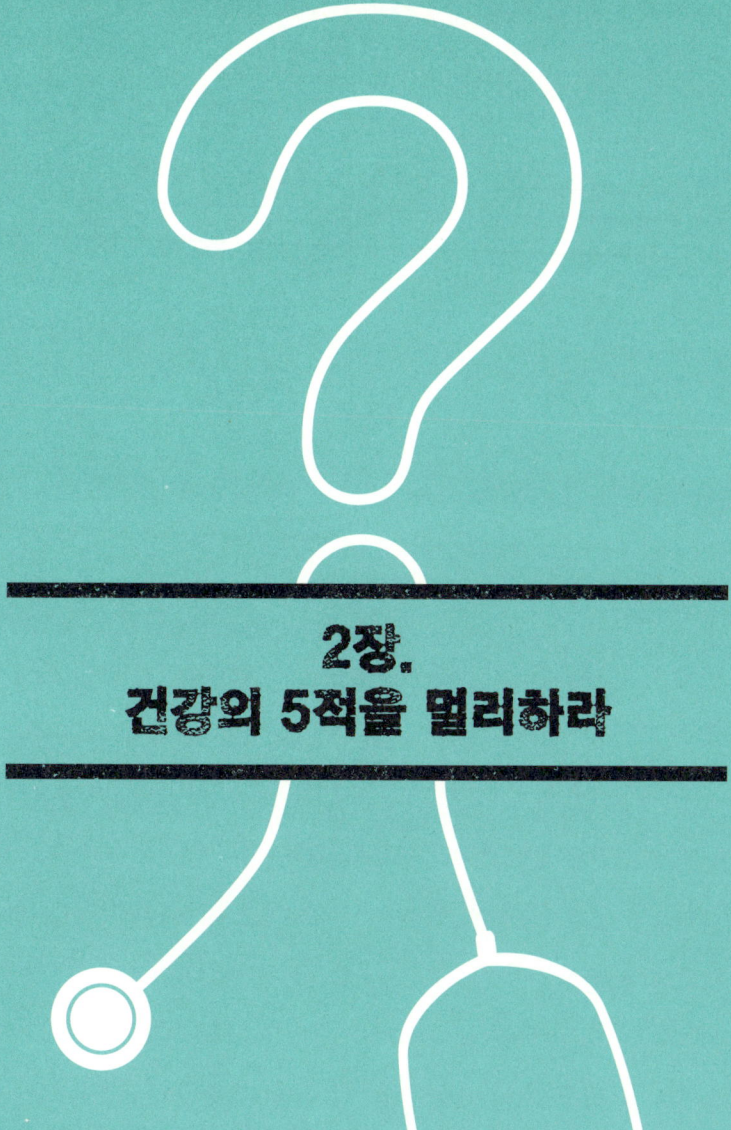

2장.
건강의 5적을 멀리하라

어느 날 갑자기 걸리는 병은 없다!

모든 병에는 반드시 원인이 있다. 질병의 원인이 유전적인 결함 때문일 수도 있지만 우리가 생활습관병으로 규정하는 많은 질병(고혈압, 당뇨병, 비만, 고지혈증, 동맥경화증, 협심증, 심근경색증, 뇌졸중, 알코올성 간질환, 퇴행성 관절염, 악성 종양 등)들은 유전적인 원인보다는 습관적인 원인에서 비롯된다. 습관적인 원인은 '가벼운' 증상으로 나타나지만 사람들은 잘 알아차리지 못한다. 그리고 어느 날 '갑자기' 쓰러지거나 목숨을 잃곤 한다.

어느 날 '갑자기' 심근경색으로 쓰러져 구급차에 실려 갔지만 끝내 목숨을 잃고 만 50대 초반의 가장이 있다. 주변 사람들은 '매일 아침 조깅도 하고, 회사에서 열정적으로 일하며 회식자리에서 술도 잘 마시던 사람이 갑자기 죽어 안타깝다'고 말하곤 한다. 과연 건강하던 50대 남자는 갑자기 목숨을 잃은 것일까?

그렇지 않다. 그 사람은 자신의 몸이 보내는 건강의 적신호를 가볍게 여기거나 무시하며 애써 피해왔고 결국 자신의 몸은 오랫동안 잘못된 생활습관에 노출되어 죽음에 이른 것이다. 교통사고와 같은 갑작스런 사고가 아니라면 대부분의 질병은 오랫동안 누적된 잘못된 '습관'이 원인으로 작용한 것이다.

2009년 보건복지부가 공개한 자료에 따르면, 우리나라 뇌혈관 질환 사망률은 10만 명 당 77명으로, 매일 평균 93명이 뇌혈관 질환으로 인해 목숨을 잃고 있다. 그리고 각종 암으로 목숨을 잃는 사람은 매일 평균 177명에 이른다. 암과 뇌혈관 질환으로 사망하는 사람들은 과연 병의 원인으로 무엇을 꼽고 누구를 원망해야 할까? 바로 자신의 잘못된 습관과 그런 습관으로 인해 발생하는 다양한 적신호들을 알아채지 못한 자신과 가장 가까운 가족을 원망해야 한다.

뇌혈관 질환, 각종 암, 당뇨병과 고혈압 같은 질환들은 모두 잘못된 습관과 생활환경에서 그 원인을 찾아야 한다. 식습관, 수면과 휴식 등의 생활 습관, 운동 습관, 그리고 평소 스트레스 등에 대처하는 마음 습관까지 우리의 일상적인 삶의 모습이 모두 질병을 낳거나 악화시킬 수 있는 '원인'으로 작용할 수 있다.

질병의 발생을 '나이' 탓으로 돌리는 사람들이 적지 않다. 하지만 어떤 사람은 생각보다 일찍, 또 어떤 사람은 생각보다 늦게 병에 걸리며, 극소수의 사람들은 평생 질병에 걸리지 않기도 한다.

예를 들어 뇌경색, 뇌출혈, 심근경색 등은 혈관이 막히거나 터져 일어나는 혈관 질환이다. 이런 질병들은 40~50대 이상의 연령에서 어느 날 갑자기 일어나지만 사실은 오랫동안 자신의 몸이 보내는 혈관 건강의 적신호를 무시한 채 몸을 방치했기 때문에 발생한다. 직장이나 가족간의 관계에서 스트레스를 받고 오랫동안 과로와 고민이 지속되면서 음주와 흡연, 질이 떨어지는 수면과 휴식도 크게 작용했을 것이다.

이런 잘못된 생활습관으로 인해 혈관이 단단해지거나 수축되고 급기야 혈관에 플라크(혈관 내벽에 생기는 작은 혹)가 형성되는 불상사가 일어난다. 혈관이 단단해지고 두꺼워지면서 혈액이 지나가는 통로는 좁아지게 되는데 이런 증상을 동맥경화라고 한다. 혈관을 통해 혈액이 우리 몸 곳곳의 세포들에게 산소나 영양분 등을 제대로 전달해주지 못하면 혈관질환이 발생하는 것이다.

예전에는 심근경색이나 뇌졸중이라는 질병은 나이가 지긋한 사람들이 걸리는 것으로 여겨졌다. 그러나 요즘에는 30~40대에도 심근경색이나 뇌졸중의 발병률이 꾸준히 증가하고 있다. 이미 쓰러지고 난 후에 병원에 찾아가면 의사들은 이렇게 이야기한다. "조금만 더 일찍 병원에 찾아왔다면 미연에 방지할 수 있었을 텐데요."

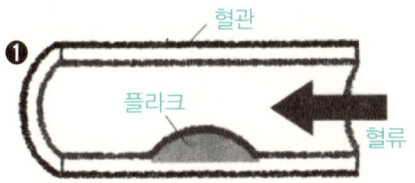

❶ 혈관
플라크
혈류

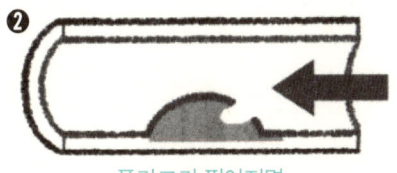

❷ 플라크가 찢어지면…

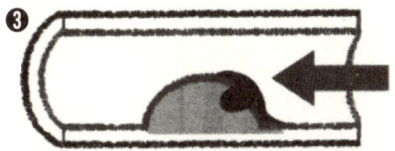

❸ 원래 상태로 회복하기 위해 혈소판이나
백혈구가 모여들고…

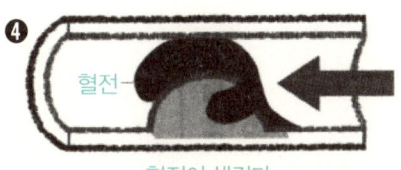

❹ 혈전
혈전이 생긴다

혈관 속 혈전은 어떻게 만들어지는가?

'조금만 더 일찍 알았더라면!' 이미 질병으로 인해 몸이 심각해진 상황에 처해 있는 환자나 그 가족들이 자주 내뱉는 안타까운 탄식이다. 이런 후회와 절망의 주인공이 당신이 될 수도 있다! 인간은 지금 자신이 선택한 길과 저지르는 행동이 먼 훗날 어떤 결과로 되돌아올지 예측할 수 있는 지혜와 안목이 있다. 이것은 비단 사람과의 관계, 경제적인 상황에만 필요한 것이 아니다. 가장 중요한 자신의 건강을 위해서도 이 지혜와 안목이 필요하다.

병의 원인은 바로
당신의 나쁜 습관이다

병에 걸리는 사람들은 반드시 이유가 있다. 어느 날 갑자기 의사의 암 진단이나 질병 선고를 받고 가혹한 운명이나 불행을 탓하기 전에 먼저 자신을 탓하라. 그것이 훨씬 정신 건강에 이롭고 향후 치료에도 도움이 된다. '아, 나의 잘못된 습관이 질병을 키운 주범이었구나.' 매우 절망적인 상황이겠지만 반대로 생각해보면 병의 원인이 자신의 잘못된 습관이므로 그 습관만 바꿔도 질병은 더 이상 악화되지 않고 나아질 수 있다는 희망이 생긴다. 이것이 바로 병원에서 치료가 불가능했던 각종 질환들을 내가 치료한 핵심 원리이자 지금 이 책에서 널리 알리고자 하는 바이다.

다시 한 번 강조하지만 운이 나쁘거나 유전적인 결함 때문만으로 질병에 걸리는 것은 결코 아니다. 예를 들어 어떤 가족 중에 각종 암이나 당뇨, 고혈압, 심장병 같은 질환을 앓은 사람들이 여러 명 있다면 우리는 이렇게 생각한다. '그 집안은 대대로 암에 잘 걸려. 분명 암에 취약한 유전자를 갖고 있을 거야.' 물론 유전적 요인이 전혀 없다고 말할 수는 없지만 올바른 추론은 아니다.

한 가정이 가지고 있는 습관에서 질병의 원인을 찾는 것이 유전적 요인을 고려하는 것보다 우선시되어야 한다. 즐겨먹는 음식과 조리법, 수면 습관, 운동 습관, 배변 습관, 대화하는 법, 화를 다스리는 법, 서로 다투는 법 등은 각 가정마다 다르다. 그리고 이런 생활습관은 부모들을 통해 아이들에게 자연스럽게 학습된다. 즉 부모와 자식이 유사한 질병에 잘 걸리는 것은 유전적 요인이라기보다는 질병을 유발하는 생활습관 때문이다. 짜고 맵고 자극적인 음식을 즐겨먹는 집안에서는 당연히 위암의 발병률이 높을 테고 기름진 음식이나 패스트푸드를 즐겨먹는 가정에서는 비만이나 고지혈증의 가능성이 높아진다.

결국 건강의 핵심은 건강한 습관을 몸에 배게 하는 것이다. 반대로 나쁜 습관은 철저하게 물리쳐야 한다. 그러나 나이가 들수록 습관을 바꾸기란 쉽지 않다. 따라서 어렸을 때부터 건강한 습관을 들여야 성인이 된 이후에 생활습관병에 걸릴 확률이 낮아진다. 집중력이나 논리적 사고력, 어학 능력만을 키워주는 것이 자녀교육의 전부가 아니다. 아이에게 건강한 습관을 심어주는 것이야말로 아이를 위한 최고의 교육이자 선물이다. 아무리 공부를 잘하고 훌륭한 능력을 갖추었다 한들 건강하지 않으면 풍요로운 인생을 보낼 수 없다.

우리 주변에는 건강한 체질을 갖고 태어난 사람들이 많다. 근력이나 지구력도 뛰어나고 건장하며 오장육부도 잘 발달된 사람은 골격이 얇고 오장육부의 기능이 약한 사람들보다 훨씬 건강한 체질을 타고난 사람들이다. 하지만 그런 사람들도 음주와 과로, 흡연, 스트레스 같은 건강하지 않은 생활습관에 젖어 살다 보면 자신도 모르는 사이 간경화나 뇌졸중 같은 심각한 질환에 걸리기도 한다. 이것은 유전적으로 타고난 건강을 나쁜 생활습관이 모두 갉아먹은 것이다.

건강한 습관이 건강하지 못한 유전자의 한계를 극복할 수 있다. 반대로 건강한 유전자일지라도 건강하지 못한 습관이 지속되면 질병에 걸리고 일찍 죽음에 이르게 된다.

건강을 해치는 가장 나쁜 습관, 흡연

담배가 백해무익하다는 것은 의학적으로 이미 밝혀진 사실이다. 담배에는 수백 가지의 발암물질이 들어 있는데, 담배를 피우면 타르를 비롯한 발암물질이 폐에 축적된다. 그러나 흡연이 건강을 해치는 최악의 습관인 이유는 그 중독성에 있다. 담배를 끊는 일이 쉽지 않기 때문에 흡연 습관은 건강에 치명적이다.

담배의 유해성은 비단 폐에만 그치지 않는다. 담배 연기 속에는 일산화탄소가 최고 4만 5000ppm이나 들어 있는데, 이것은 심각한 대기오염 상태라고 말하는 50ppm과는 비교도 안 되는 수치다. 신선한 공기와 섞여 폐로 들어간 일산화탄소는 산소 대신 적혈구에 있는 헤모글로빈과 결합하여 산소와 영양소가 말단 세포로 운반되는 것을 방해한다. 게다가 우리 몸 전반에 걸쳐 모세혈관 수축이 일어나고 노폐물도 제대로 배출되지 못한다.

결국 담배는 폐뿐만 아니라 온몸을 돌아다니는 혈액을 오염시키고 말초혈관과 말단 세포들의 건강 상태까지 악화시키는 주범이 된다. 물론 이런 일들을 자각하는 데는 흡연을 시작한 지 최소 10년 이상 걸린다. 적어도 흡연자에게 폐암이나 후두암은 어느 날 갑자기 떨어진 날벼락이 아니다. 그 사이에 우리 몸은 끊임없이 위험신호를 보냈지만 그것을 대수롭지 않게 여긴 자신의 잘못이다.

질병을 유발하는
'건강의 5적'을 물리쳐라

한의학에서는 건강에 대해 이렇게 정의한다. '사람과 외부환경 간의 상호관계가 원활하고 체내의 음양조화가 이루어진 상태이다.' 즉 건강은 우리 몸이 어느 한 쪽으로 치우치지 않은 균형 또는 평형 상태를 말하며 이러한 균형이 무너지면 병증이 나타나고 질병이 된다. 결국 건강한 균형 상태를 무너뜨려 질병을 유발하는 원인과 조건을 병인(病因)이라고 한다. 한의학에서는 현대의학에서 원인불명이라고 하는 많은 질환들에 대한 설명이 가능하다. 질병이 생겨나고 사라지는 메커니즘은 매우 간단하다.

나쁜 생활습관 ─→ 병인 ─→ 미병(未病: 증상만 있음) ─→ 질병

대부분의 환자들은 증상과 질병이 발생한 단계에서 병원을 찾게 되는데, 그 어떤 증상과 질병이라도 병인을 명확히 알면 치료가 쉬워진다. 같은 증상, 같은 병명이라 할지라도 병을 유발한 원인(습관)에 따라 치료가 달라진다. 질병 자체보다는 사람을 중시하는 한의학 이론의 특징이기도 하다.

현대의학에서도 점점 우울증, 아토피와 같은 피부질환, 당뇨, 고혈압 같은 질병에 대해 생활습관과 환경에 주목하는 이유도 이 때문이다. 한의학의 특징 중 하나인 사상체질(태양인, 태음인, 소양인, 소음인)보다 더 주목해 할 것이 바로 병을 유발하는 '병인'이다.

우리가 질병에 대한 한의학적 접근법, 또는 치료방법에 대해 의아해 하는 것은 바로 질병의 증상을 치료하기보다는 질병의 원인을 짚어보고 거기에 맞는 근본적 치료를 하기 때문에 생기는 오해일 뿐이다.

예를 들어, 우울증이라고 진단받은 환자를 치료한다면 서양의학에서는 항우울제를 처방한다. 그 이유는 우울증 자체를 하나의 치료 대상으로만 보기 때문이다. 하지만 한의학에서 우울증은 어떤 다른 원인에 의해서 나오는 이차적 증상, 즉 결과물로 간주한다. 증상을 초래한 원인이 바로 병인(病因)이다. 같은 우울증이라도 사람의 개인적인 습관과 환경에 따른 병인이 다르므로 처방 또한 달라진다.

우리는 1장에서 증상만을 치료하는 서양의 현대의학이 얼마나 위험하고 비효율적인지 살펴봤다. 질병을 제대로 치료하기 위해서는 그런 병을 유발한 근원, 즉 그 사람의 평소 나쁜 습관과 환경을 거슬러 올라가 찾아낸 다음 그 습관을 바꾸고 환경을 개선하고 거기에 적합한 치료를 해야 한다.

질병의 원인이 되는 병인은 크게 5가지가 있는데, 이 책에서는 건강을 해치는 적(敵)이라는 뜻에서 '건강의 5적'이라고 부르겠다. 우리는 평소 다섯 가지의 적이 우리 몸을 갉아먹지 않도록 경계하고 물리쳐야 한다. 질병은 불현듯 찾아오는 듯하지만 이와 같은 5적들이 매일 매순간 당신의 건강을 위협하고 있다는 사실을 잊어서는 안 된다.

제1적 : 노권(勞倦, 체력에 비해서 일을 많이 했을 때)

제2적 : 식적(食積, 음식을 급하게 먹거나 많이 먹었을 때)

제3적 : 칠정(七情, 스트레스를 많이 받았을 때)

제4적 : 방로(房勞, 양기를 너무 많이 소모했을 때)

제5적 : 담음(痰飮, 위의 4가지 원인으로 몸속의 진액이 말라 끈끈해질 때)

제1적, 노권 :
절대 과로하지 마라

우리 인체는 음식을 통해서 에너지를 보충하고 일을 함으로써 에너지를 사용한다. 일을 많이 하는 사람들은 자신이 섭취한 에너지원이나 자신의 체력적, 정신적 에너지의 한계를 초과하게 된다. 결국 우리 몸에 저장된 에너지를 고갈시키고 이런 상태가 지속되면 몸이 약해지고 여기저기에서 이상 증세가 나타나기 시작한다.

앞에서도 잠깐 언급했듯이 건강이란 우리 몸이 균형을 잡고 있는 상태를 말한다. 그중에서도 교감신경과 부교감신경의 균형이 중요하다. 우리가 낮에 일하거나 공부를 하거나 뭔가에 집중할 때는 교감신경이 우위를 차지한다. 교감신경이 우위에 있을 때는 맥박이 빨라지고 혈압과 혈당도 상승한다. 그럼으로써 산소와 영양소를 우리 몸의 곳곳에 효율적으로 보내면서 우리 몸이 제 기능을 수행하도록 도와준다. 반대로 편안한 상태에서 휴식을 취하거나 밤에 잠을 잘 때는 부교감신경이 우위를 차지한다. 부교감신경이 지배적일 때는 맥박과 호흡이 느려지고 소화와 흡수가 활발히 진행된다. 극도의 긴장 상태, 집중 상태에서 잘 체하면서 소화가 잘 되지 않는 이유는 바로 교감신경이 우위에 서면서 소화기능이 원활하지 않기 때문이다.

이처럼 우리 몸의 호흡, 심장 박동, 소화와 같은 활동들은 우리 뜻대로 통제되는 것이 아니라 자율신경의 지배를 받는다. 낮에는 주로 교감신경의 영향을 받으므로 집중해서 일을 할 수 있고 밤에는 주로 부교감신경의 영향을 받아 휴식과 수면을 취한다. 그런데 만약 교감신경이 밤에도 계속 우위를 차지하고 있다면 어떻게 될까?

우리가 흔히 '과로사'라고 부르는 경우는 바로 교감신경이 지나치게 오랫동안 우위에 머무를 때 나타난다. 30~40대의 건강한 사람일지라도 연일 밤샘 작업을 하거나 심각한 스트레스에 계속 노출되면 교감신경의 영향으로 혈관이 수축되고 단단해져 뇌졸중이나 심근경색이 올 수 있다. 드라마에서 50대 중년 남성이 과로와 스트레스, 일시적인 충격으로 '뒷목을 잡고' 쓰러지는 경우도 여기에 해당된다.

과로를 절대로 가볍게 보지 마라. 생명까지 앗아갈 수 있는 무서

노권에서 발생하는 증상들

- ☐ 1. 식사 후에 몸이 나른하고 피곤하다.
- ☐ 2. 몸이 항상 피곤하고 나른하다.
- ☐ 3. 입맛이 없다.
- ☐ 4. 평소 팔다리가 무겁고 힘이 없다.
- ☐ 5. 오래 서 있거나 걷기가 힘이 든다.
- ☐ 6. 일을 하고 나면 몸이 쑤시고 아프다.
- ☐ 7. 말을 많이 하면 힘들어서 목소리가 작아지고 목이 잠긴다.
- ☐ 8. 감기에 자주 걸린다.
- ☐ 9. 몸에서 열이 자주 난다.
- ☐ 10. 식사를 거르면 힘이 쭉 빠진다.

1~3개 건강한 편이지만 꾸준한 운동과 식습관을 유지해야 한다.

4~6개 과로에 취약한 상태로 생활 습관 검토와 개선이 필요하다.

7개 이상 지금 당장 전문가와 상담하고 영양섭취, 일, 수면 등에서
획기적인 변화와 처방이 필요하다.

운 건강의 '제1적'이다. 과로는 우리 몸을 한계상황으로 내몰아 최악의 경우 생사의 기로에 서게 한다. 며칠 동안 밤을 새며 일할 수 있다는 것은 분명 건강하다는 증거지만 그것은 결코 우리 몸에 바

람직하지 않다. 건강의 '제 1 적' 노권의 침입으로 우리 몸에 나타날 수 있는 증상들은 위의 체크리스트와 같다.

왜 입맛이 없을까?

입맛이 없는 이유는 여러 가지가 있다. 운동을 너무 심하게 하거나 땀을 너무 많이 흘리면 입이 마르며 갈증만 느낄 뿐 입맛이 없다. 밥을 잘 먹다가도 옆에서 누가 싫은 소리를 해도 입맛이 달아난다. 감기에 걸리고 며칠 지나면 열이 오르내리면서 입이 마르고 입맛이 떨어질 때도 있다. 이런 식욕 저하가 일시적인 것이라면 별 문제가 없지만 특정한 상황이 지나도 입맛 없는 상태가 지속된다면 치료가 필요하다.

그렇다면 왜 입맛이 없어질까? 한의학에서 말하는 기혈(氣血)이 부족하기 때문이다. 한의학에서는 건강한 사람을 표현할 때 기혈이 충실한 사람이라고 한다. 기운이 있고 혈이 풍족한 사람이란 뜻이다. 기와 혈을 등잔불로 설명하자면 기(氣)는 심지이고 혈(血)은 기름이다. 기름이 풍족하고 심지가 길고 굳건해야 등잔불이 잘 타는데, 사람의 건강도 이와 같다. 건강하지 못한 사람은 기가 부족하거나 혈이 부족한 경우라고 할 수 있다.

다음 페이지의 그림 ❶은 기름도 풍족하고 심지도 적당히 길어서 불이 잘 타는 경우인데, 기혈이 풍족하고 건강한 사람이다. 그림 ❷

는 심지는 비슷한데 기름의 양이 적어서 비정상적으로 불이 확확 타오르면서 과열 현상이 일어난다. 이런 유형의 사람은 혈이 부족한 것이다. 그림 ❸은 기름은 충분한데 심지의 길이가 짧아서 불이 잘 타지 않는다. 사람으로 치면 기가 부족한 것이다.

❸의 경우에 기름을 더 붓는다면 등잔불이 꺼져버리므로 기름을 채우는 것(먹는 일)은 바람직하지 않다. 이때는 부족한 기(심지)를 채워줘야 한다. 노권으로 인해서 입맛이 없는 사람은 기허증(氣虛症)이라고 하고 이런 경우에는 인삼이나 황기 등의 약재를 처방한다. 인삼이나 황기는 심지를 올려주는 약물이므로 기허증에서는 매우 요긴한 약이다. 하지만 그림 ❷와 같이 입맛이 좋은 경우는 기(심지)를 올리는 인삼 등을 쓴다면 오히려 증상이 더욱 심해질 것이다. 그런 경우에는 혈을 채워주는 약재인 당귀나 산수유를 써야 한다.

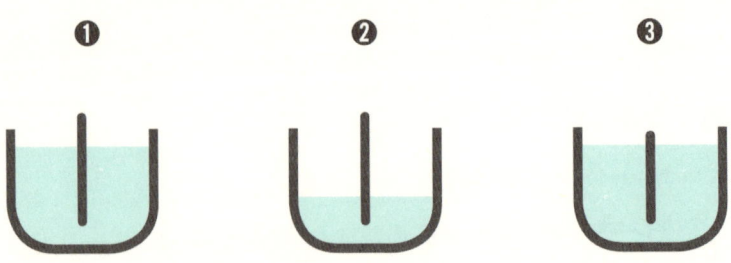

감기에 자주 걸리는 이유

음식을 제때 먹지 못하거나 일을 많이 하거나 잠을 제때 못자거나 하는 등의 이유로 노권이 발생하면 기운이 빠지고 말 그대로 기가 허해진다. 기가 약해질 때 나오는 증상 중 가장 먼저 그리고 자주 나타나는 것이 감기이다. 여기서 감기란 꼭 기침을 심하게 하고 열이 나고 가래가 끓는 것만을 뜻하지는 않는다. 감기약을 먹을 정도는 아닌데 오싹오싹 춥다거나 살짝 열이 오르거나 식은땀이 나거나 코가 맹맹하거나 또는 만성비염과 비슷한 증상 모두를 가리킨다. 즉 감기(感氣)란 기운의 변화를 몸이 느끼고 몸을 통해 증상이 나타나는 것이다.

감기에 걸리면 우리 몸은 주로 폐(코)와 소화기, 방광 등에서 신호를 보낸다. 이들 기관은 모두 외부환경과 접촉한다는 특징이 있는데, 즉 외부의 변화를 민감하게 감지한다. 폐는 외부공기를 들이마시고 내부의 노폐물을 내보내는 역할을 하고, 위와 장을 비롯한 소화기는 외부의 음식물을 소화·흡수·배출하며 방광은 우리 몸의 노폐물(소변)을 외부로 내보내는 역할을 한다. 그러므로 감기 증상은 이런 기관들과 밀접한 관련이 있다. 즉 과로 등으로 인해 기가 허해지면 외부의 변화를 쉽게 느끼고 몸이 민감하게 반응하는 것이다. 주로 감기는 만성비염이나 축농증, 아토피 피부염처럼 면역체계가 약해지면서 나타나는 질병들과 같이 노권인 경우에 가장 빈번하게 찾아온다.

한 끼만 걸러도 하늘이 노래지는 사람

젊을 때는 밥 한두 끼 정도 걸러도 기운이 빠지고 힘이 드는 경우는
많지 않다. 바로 타고난 기운이 남아 있기 때문이다. 하지만 노인들
은 '밥심'으로 산다고 말할 정도로 끼니를 놓치면 기운이 부족해진
다. 젊은 사람들 중에도 그런 경우가 있다. 식사 때 음식을 먹지 않으
면 갑자기 허기가 지고 하늘이 노래지며 기운이 빠져 말할 힘도 없
어지는 것은 바로 노권으로 인해 일시적으로 기가 허해졌기 때문이
다. 동의보감에서는 일을 많이 하고 음식을 아무 때나 섭취하게 되
면 비위기능이 허약해져서 이런 증상이 나타난다고 했다.

말을 많이 하면 목소리가 작아지는 사람

노권으로 인해서 기운이 약해지면 목소리가 작아지게 된다. 평소
쩌렁쩌렁하게 울리던 목소리도 과로하거나 식사를 자주 거르면 기
운이 빠지면서 작아진다. 아무리 소리를 크게 내려고 해도 말하는
시간이 지날수록 자기도 모르게 작아진다.

　한의학에서는 목소리만 들어도 그 사람이 어디에 병이 들었는지
안다고 한다. 가령 간장에 병이 들면 목소리가 슬프게 나오고 폐에
병이 있으면 목소리가 기쁘게 나오며 심장의 병이면 목소리가 선명

하게 나오며 비장의 병이면 목소리가 느리게 나오고 신장의 병이면 목소리가 가라앉고 대장의 병이면 목소리가 길게 나오며 소장의 병이면 목소리가 짧게 나오고 위장의 병이면 목소리가 빠르고 담의 병이면 목소리가 맑으며 방광의 병이면 목소리가 희미하다고 설명한다. 그만큼 목소리는 그 사람의 상태를 알 수 있는 중요한 요소라는 것이다. 무엇보다 먼저 주위 사람들이 자신에게 요즘 목소리가 작아졌다는 말을 한다면 노권을 의심해봐야 한다.

노권을 유발하는 습관들

옛 속담에 '호미로 막을 일을 가래로 막는다'는 말이 있다. 암이나 뇌졸중, 심장마비, 그리고 정확한 원인을 알 수 없는 자가면역질환 같은 최악의 상황을 피하기 위해서는 위에서 말한 여러 증상이 나타나기 전에 자신의 생활습관을 되돌아봐야 한다. 그렇다면 이런 증상을 유발한 근본적인 원인은 무엇일까? 다음과 같은 생활습관이 노권을 유발한다.

1. 식사 시간이 불규칙하다.
2. 음식을 먹는 양이 일정하지 않다.
3. 체력에 비해 일을 무리하게 많이 한다.
4. 일하는 시간이 불규칙하다.

5. 일할 때 스트레스를 많이 받는다.

6. 잠자는 시간이 불규칙하다.

　자, 이제 습관의 놀라운 파괴력을 알았는가? 습관의 힘은 자기계
발서에 말하는 긍정적인 영향력만 있는 것이 아니다. 건강에 안 좋
은 습관은 질병을 품고 있는 나쁜 씨앗이다. 질병의 씨앗을 매일 심
고 가꾸는 어리석은 사람들에게는 질병의 재앙이 찾아올 수밖에
없다.

노권을 부르는 습관에서
벗어나기

식사 시간이 불규칙하다

한의원에서 환자들이 가장 많이 하는 질문은 '자신의 체질은 무엇인가'이다. 왜 그것을 알려고 하는지 되물어보면 '어떤 음식을 먹으면 좋은지 알고 싶어서'라고 대답한다. 토끼탕, 염소탕, 토종닭, 장어, 버섯 등 몸에 좋다고 하는 음식들을 가려 먹으면 좋을까?

그럴 때면 나는 체질별로 음식까지 가려먹을 필요는 없다고 말한다. 왜냐하면 우리가 평소에 먹는 음식들은 여러 가지 재료들이 함께 어우러져서 모두가 먹어도 무방하기 때문이다. 돼지고기는 성질이 차가우므로 고추장에 버무려 불고기로 구워 먹거나 그냥 굽는다면 후추와 소금이 들어간 참기름에 찍어서 먹으면 좋다. 여름에

먹는 차가운 성질의 냉면에는 겨자를 풀어서 그 냉기를 중화시키면
된다. 김치도 마찬가지다. 김치의 주요 재료인 배추는 찬 성질이지만
마늘과 고춧가루가 들어가서 누가 먹어도 좋은 훌륭한 음식이 되는
것이다. 만약에 한 가지 음식이나 양념만 따로 먹는다면 체질이 문
제가 될 수 있겠지만 우리가 평소에 먹는 음식은 적절히 조화가 이
루어져 있으므로 체질과 상관없이 먹어도 좋다. 그러나 어떤 음식
을 먹느냐보다 더 중요한 것은 바로 '어떻게 먹을 것인가' 하는 문제
이다.

항상 피곤해하고 기운이 없으며 살이 찌지 않고 말라서 어릴 때
부터 해마다 진맥을 하고 보약을 먹던 학생이 있었다. 보약을 먹이
면 한동안 밥을 좀 먹고 건강하게 잘 지내다가 얼마 되지 않아 다시
잘 먹지 않고 감기도 자주 걸렸다. 그러던 그 학생이 대학에 가고 군
대를 가게 되었다. 몇 개월 후 첫 휴가를 나온 그 학생은 놀랍게도
살이 통통하게 찌고 근육도 제법 붙어 있었다. 군대에서 주는 밥이
좋아서일까? 아니다. 그 놀라운 변화의 핵심은 '제 때 먹는 밥'에 있
었다. 매일 같은 시간에 일어나고 식사하며 운동을 하다 보니 자연
스럽게 살이 찌고 건강해진 것이다.

그렇다고 하루에 세 끼를 모두 먹어야 하는 것은 아니다. 하루에
두 끼를 먹든 네 끼를 먹든 언제나 일정한 시간에 먹는 것이 중요하
다. 인체는 자연의 일부라서 규칙적인 것에 적응하려는 특징이 있

다. 규칙적인 식사는 몸이 음식을 소화시키고 흡수하는 것을 언제나 미리 준비하고 제대로 수행할 수 있다는 것을 의미한다. 음식을 규칙적으로 먹는다는 것은 건강 유지, 체력 증진, 질병 예방의 첫 걸음이다.

음식을 먹는 양이 일정하지 않다

장수하는 사람들의 식습관을 보면, 소식(小食)과 일정한 식사량을 철칙처럼 지킨다. 그런데 현대인들은 바쁘게 일하다 보니 식사시간을 놓치기 일쑤고 매번 식사량이 다른 경우가 많다. 또는 아예 식사를 불규칙하게 건너뛰기도 한다. 그러나 불규칙적으로 끼니를 거르거나 폭식하는 습관은 우리 몸에 치명적이다.

30대의 미혼 남성인 회사원 A씨는 언제나 피곤함을 느끼는 만성 피로 증후군 환자이다. 간이나 혈액에 문제가 있지는 않은지 여러 가지 검사를 해보았지만 특별한 이상은 없었다. 그의 말에 따르면 주말에 하루 종일 잠을 자도 월요일 아침에 일어나는 것이 힘들다는 것이었다. 도대체 무엇이 문제일까?

그는 아침식사를 거의 하지 않고 점심은 허겁지겁 급하게 많이 먹었다. 일을 마치면 회식 자리에서 과음과 과식을 일삼았고 특별한 일이 없으면 집에 와서 간단히 음식을 먹고 바로 자는 습관이 있었다. 이처럼 식사시간과 더불어 식사량이 불규칙하면 만성 피로가 되기 쉽다.

체력에 비해 일을 많이 한다

사람은 저마다의 타고난 체력이 있다. '일이 많다'는 것은 다분히 상대적이라서 같은 일이라도 씨름장사처럼 힘이 센 사람에게는 별 일이 아니더라도 근력이 약한 사람들에게는 큰 일이 될 수 있다. 그럼 어느 정도 일을 해야 적당히 일을 했다고 할 수 있을까? '하루 종일 일을 하고 집에 들어와 쉬고 다음날 아침에 가벼운 몸으로 하루를 시작할 수 있는지' 점검해 보면 안다. 만약에 다음날 아침에 일어났는데 어제의 피로를 안고 하루를 시작한다면 일단 체력에 비해 일이 많다는 것이고 노권이 발생할 수 있는 생활 습관이라고 할 수 있다. 과중한 업무로 인해 몸에 이상이 생기면 가장 먼저 해야 할 일은 일을 줄이고 쉬는 것이다. 절대 자신의 체력을 과신하지 말자.

일하는 시간이 불규칙하다

학생이나 직장인은 점심시간이 정해져 있기 때문에 식사시간이 일정한 편이고 규칙적으로 일을 하거나 공부를 한다. 하지만 프리랜서나 자영업 또는 영업직 종사자들은 식사시간이 불규칙하고 일하는 시간도 들쑥날쑥하다. 그러다보면 생체리듬이 깨지고 교감신경과 부교감신경의 균형이 무너지곤 한다. 자율신경은 면역기능에도 영향을 미치는데, 면역력이 약화되면 그만큼 질병에 걸릴 확률은 높아진다. 면역력이 약해질 때 가장 먼저 찾아오는 증상은 잦은 감기이다. 일하는 시간이 불규칙한 사람들은 감기몸살을 자주 앓거나 비염이나 천식 또는 아토피 등으로 고생하는 경우가 많다. 이는 밤과 낮의 명확한 구분, 즉 일하는 시간과 쉬면서 잠자는 시간이 규칙적이지 않기 때문이다.

따라서 식사시간과 마찬가지로 일하는 시간과 쉬는 시간을 규칙적으로 유지하면서 균형을 잡아야 한다. 특히 밤을 새는 것은 매우 위험하다. 또 간호사나 경비원, 편의점 아르바이트처럼 밤낮이 바뀐 일상도 교감신경과 부교감신경의 균형을 무너뜨려 면역력의 기능을 저하시킨다.

누차 강조하지만 아무리 문명이 발달하고 야간에도 낮처럼 생활할 여건이 갖추어져 있다 해도 인간은 자연의 일부일 뿐이다. 해가 뜨면 눈을 뜨고 일어나 활동을 해야 하고 해가 지고 어두워지면 눈을 감고 누워서 잠을 자야 건강에 이롭다. 이런 생체 리듬이 깨져버리면 우리 몸, 특히 자율신경계와 면역체계에서는 혼란이 일어난다. 아무리 잠을 많이 자고 규칙적으로 일한다고 하더라도 야간에 활동하고 낮에 잠을 자는 습관은 기본적으로 노권이 일어날 가능성을 높인다.

일할 때 받는 스트레스는 독이다

체력에 비해서 일을 많이 하거나 식사를 제때 하지 않으면 기운이 빠지고 면역력이 떨어지는데, 결국 스트레스를 이길 수 있는 힘이 떨어진다. 면역력이 조금이라도 떨어지면 평소에는 아무 문제없이 지나갔던 사소한 일들에 짜증이나 분노를 느끼고 사람들과 만나고 이야기하는 것도 힘들어진다. 직장생활이나 학교생활에서 여러 가지 이유로 스트레스를 많이 받게 되면 그로 인해 기운이 빠지고 면역력이 약해지는 경우가 많다. 스트레스가 사람의 기운에 크게 작용했기 때문이다. 스트레스를 많이 받는 환경에서 일을 하는 사람들은 노권으로 인한 질병에 걸릴 가능성이 높다.

잠자는 시간이 불규칙하면 안 된다

낮에 일을 적당히 하면 몸에 피로가 쌓이면서 밤에 숙면을 취할 수 있다. 그런데 며칠 동안 일을 너무 많이 해서 피로가 누적되면 극심한 피로감으로 인해 오히려 몸에서 열이 나면서 잠을 설치는 경우도 있다.

한 어머니가 고등학교 1학년인 아들을 데리고 한의원을 찾아왔다. 학생은 밥을 너무 안 먹고 얼굴에 핏기가 하나도 없으며 항상 피곤해하며 기운이 없다고 했다. 학교에서는 매일 졸고 그러다보니 성적도 제대로 나오지 않았다. 몸에 좋다는 약은 모두 먹어보고 건강식품을 입에 달고 살지만 상황은 나아지지 않았다. 그런데 그 학생과 깊이 대화를 나눠보니 잠자는 습관에 문제가 있음이 밝혀졌다. 늦은 시간까지 학원에서 공부하고 집에 오면 새벽 2~4시까지, 심지어는 아침까지 컴퓨터 게임을 한다는 것이었다.

잠을 잘 시간에 컴퓨터 게임에 몰입해 있다면 교감신경이 쉬지 못하고 계속 우위에 있게 된다. 결국 잠을 자야 할 시간에 자지 못하면 그 다음날까지 무너진 생체 리듬의 영향을 받는다. 공부나 일의 효율은 크게 떨어질 수밖에 없다. 몸에 좋다는 보약을 아무리 먹어도 제 시간에 자는 것만큼의 효능은 없다. 이유 없이 피곤하고 온몸의 체력과 정신력이 떨어져 있다면 일단 숙면을 취해야 하는 이유가 바로 여기에 있다.

제 2적, 식적 :
절대 과식하지 마라

식적이라는 말은 '먹는다'는 뜻의 식(食)과 '쌓인다'라는 뜻의 적(積)이 합쳐진 말이다. 즉 '먹은 것이 제대로 흡수·배출되지 않고 쌓여 있다'는 뜻이다. 우리가 먹은 음식은 정상적인 소화과정을 통해 그 중 영양분은 흡수되고 노폐물은 대변과 소변으로 배출되어야 한다. 이 과정이 신속하게 처리되지 않고 정체될 때, 즉 노폐물이 제대로 처리되지 않으면 여러 가지 증상을 일으킨다.

우리가 입으로 먹은 음식물은 식도를 지나 위에서 걸쭉한 형태로 만들어진다. 소장에서 영양소가 흡수되고 대장에서 수분이 흡수되며 남은 찌꺼기와 장내 세균의 사체가 대변으로 배출된다. 이 전체 과정은 24시간 안에 이루어지는 것이 좋다. 음식물이 위와 소장을 거치기까지 대개 4~6시간 정도 걸린다. 6~9시간이 지나면 대장에 도달하고 24시간 이내에 대변이 되어 우리 몸 밖으로 나갈 준비를 한다.

간혹 음식물이 위에서 오랫동안 정체되어 있거나 대장에서 배출되지 않는 경우가 생기는데, 이는 건강에 결코 좋을 리가 없다. 위에 음식물이 오래 정체되면 속이 더부룩하고 가스가 찬 것 같으며 간혹 체하기도 하는 소화불량 상태가 된다. 그리고 장에서 대변이 제때 배출되지 않고 오래 머물면 변비가 된다.

우리 몸에서 음식물이 정체되지 않게 하려면 위에서 재빨리 음식물을 소화시켜 소장으로 흘려보내야 한다. 그런데 음식물마다 위에서 머무는 시간은 다르다. 과일과 채소가 가장 빨리 지나가며 그 다음은 탄수화물로 이루어진 곡류, 마지막으로 고기류 순으로 시간이 오래 걸린다. 각종 인공화합물이 많이 들어간 패스트푸드나 인스턴트식품도 위에서 소화하는 데 오랜 시간이 걸리는 편이다. 당연히 위에 오래 머무는 음식을 가급적 적게 섭취하는 것이 위 건강에 좋다.

무엇보다 한꺼번에 너무 많은 음식물이 위에 머물지 않게 해야 한다. 한국인(성인 기준)의 위의 평균용량은 남자가 1,407cc, 여자가 1,275cc 정도이지만 사람의 체질마다 위의 용량은 다르고 또 위의 운동능력도 편차가 있기 때문에 음식 섭취량 조절을 잘 해야 한다.

위가 크고 튼튼하며 위의 운동력이 좋은 사람은 밥을 두 공기씩 먹어도 금방 소화시킬 수 있다. 하지만 위가 작고 위의 운동력이 약한 사람은 밥을 반 공기만 먹어도 금세 배가 부르다고 느낀다. 결국 자신의 체질에 맞는 적절한 양의 음식을 섭취하는 것이 좋다. 한꺼번에 많은 음식을 빨리 먹는 것은 결코 바람직하지 않다. 특히 전 끼니를 거른 채 뷔페에 가서 왕창 먹는 행위는 위를 혹사시키는 무모한 짓이다.

마지막으로 위에 좋지 않는 식사 습관 중 하나는 밤늦게 먹는 것이다. 위는 하루종일 음식물을 잘게 부수느라 쉴 새 없이 움직이는데, 밤이 되면 쉬는 시간을 가져야 한다. 그런데 현대인들은 '야간생활'을 즐겨하다 보니 각종 회식과 술자리로 인해 밤늦은 시간까지 위로 음식물을 흘려보낸다. 취침 4시간 전에는 되도록 음식물을 섭취하지 않는 것이 좋다. 만약 평소 취침시간이 12시라면 8시 이후에는 위에 부담이 되는 음식물을 피해야 한다. 과일이나 음료, 차와 같은 것들은 비교적 빨리 위를 통과하기 때문에 조금씩 먹어도 상관없다.

이처럼 우리는 위에 오랫동안 음식물이 머물게 하는 '미련한 짓'을 하지 말아야 한다. 너무 빨리 먹거나 밤늦은 시간에 먹는 일도 피해야 한다. 그런데도 우리는 식습관을 제대로 들이지 못한 채 위를 비롯한 소화기관을 혹사시키는 일에 아무런 죄책감도 느끼지 않는다.

체크리스트 2

식적에서 발생하는 증상들

☐ 1. 명치를 누르면 통증이 있다.

☐ 2. 식사 후 배가 더부룩할 때가 많다.

☐ 3. 눕고만 싶고, 만사가 귀찮다.

☐ 4. 몸이 잘 붓는다.

☐ 5. 자주 체한다.

☐ 6. 여행지에서 먹는 물을 바꾸면 복통, 설사를 한다.

☐ 7. 특정 음식을 먹고 두드러기가 난 적이 있다.

☐ 8. 식사 후 바로 배가 아플 때가 많다.

☐ 9. 식사 후 바로 대변을 볼 때가 많다.

☐ 10. 트림을 자주 한다.

☐ 11. 체중이 점점 늘어난다.

- -

1 ~ 4 개 위장에 특별한 이상이 있는 것은 아니지만 꾸준한 관리가 필요하다.

5 ~ 8 개 위장의 기능이 많이 저하된 상태로 생활 습관 검토와 개선이 필요하다.

9개 이상 지금 당장 전문가와 상담하고 영양섭취, 일, 수면 등에서 획기적인 변화와 처방이 필요하다.

위에 오랫동안 음식물이 정체되면 처음에는 소화기관에만 증상이 나타난다. 하지만 이런 일이 반복되고 장기화되면 온몸의 컨디션이 나빠진다. 잦은 소화불량, 쉽게 체하는 증상, 두통, 어지러움, 나른함, 집중력 저하와 같은 증상들이 반복된다. 위와 장을 비롯한 소화기관에서 이상이 발생하면 우리 몸에 전반적인 악영향을 미치게 된다. 위에서 음식물이 제대로 소화되지 않으면 소장에서 제때 영양소를 흡수할 수 없으니 우리 몸 구석구석까지 영양소를 효율적으로 전달할 수 없다. 또 우리 몸의 면역세포 중 70% 이상이 장에 몰려 있는데, 제대로 소화와 흡수를 하지 못하면 이 또한 타격을 입게 된다.

명치를 누르면 통증이 있다

식적이 있는 경우 가장 대표적으로 나타나는 증상은 명치를 누르면 통증이 있다는 것이다. 한의학에서는 배를 누르는 진단법을 복진이라고 하는데, 배를 손바닥으로 지그시 눌렀을 때 뱃속이 편하고 통증이 없다면 크게 걱정하지 않아도 된다. 그러나 배를 지그시 눌렀을 때 뱃속이 편하지 않고 통증이 있다면 그것은 이상이 있는 것으로 간주하며 치료를 해야 한다. 특히 명치 부위를 눌렀을 때 통증이 있다면 식적으로 파악할 수 있다.

자주 체하거나 속이 더부룩하다

식적이란 섭취한 음식물이 제대로 내려가지 않고 오랫동안 뱃속에 쌓여 있는 상태이므로 다시 음식이 들어온다면 속이 편할 리 없다. 당연히 더부룩하고 답답한 증상이 생긴다. 또 식적인 경우에는 자주 체하게 된다.

몸이 잘 붓는다

밤에 야식을 잔뜩 먹고 자면 아침에 얼굴이 퉁퉁 붓는 경우가 있다. 이런 부종의 원인은 음식물을 소화하고 흡수하는 데 결정적인 영향을 미치는 비장의 기능이 저하되었기 때문이다. 과식하거나 급하게 먹는 습관으로 인하여 식적이 발생하면 비장의 기능에 문제가 발생하고 그로 인해서 수액대사가 실조되면서 몸이 붓게 된다.

식사 후 바로 배가 아프거나 대변을 본다

식사 후 배가 살살 아프다가 대변을 보거나 설사를 하고 나면 통증이 완화되는 경우가 있는데 이것도 식적으로 인한 것이다. 주로 성장기의 어린이들에게서 많이 나타난다. 어린이들의 경우 식적으로 인한 복통이 있다면 하루 빨리 해결해야 한다. 왜냐하면 이것이 성장을 방해하고 비만을 유발하기도 하기 때문이다. 음식을 먹는 습관을 바로잡으면 이 증상은 치료할 수 있다. 식적으로 인하여 발생하는 복통은 대변을 보거나 설사를 하면 그 증세가 완화되므로 의식적으로 식후에 대변을 보는 경우가 많은데, 이런 사람들은 자신의 식습관을 되돌아봐야 한다.

트림을 자주 한다

트림을 자주 하는 사람들은 그런 현상을 대수롭지 않게 생각하는 경향이 있다. 그러나 트림을 자주 한다는 것은 위장에 담이 있는 경우(담적이 있다), 위장이 허약한 경우(기가 허하다), 그리고 식적으로 인한 경우이다. 그 중에서 식적으로 인한 트림은 음식을 먹었다 하면 계속해서 속이 더부룩하면서 소화도 잘되지 않는 증상이 함께 나타난다. 이 경우는 반드시 식적을 치료하고 건강한 식습관으로 바꿔야 한다. 천천히 꼭꼭 씹어서 식사시간을 30분 이상 유지하며 배가 부르다는 느낌이 오기 전에 식사를 멈추는 절제가 필요하다.

체중이 점점 늘어난다

몸이 잘 붓는 사람들은 음식물 소화도 잘되지 않고 변비나 설사가 생기는 등 신진대사가 원활하게 이루어지지 않는다. 그러면 당연히 체중이 점점 늘어나게 된다. 이런 사람들은 아무리 운동을 열심히 하고 적게 먹어도 살이 잘 빠지지 않는다. 이런 경우에는 먼저 식적을 다스려야 체중감량에 성공할 수 있다. 만약 식적이 해결되지 않은 상태에서 살을 뺀다면 요요현상으로 인해 다시 살이 찔 수밖에 없다.

식적을 부르는 습관에서 벗어나기

한꺼번에 많이 먹지 마라

현대사회는 영양 과잉의 시대이다. 예전에는 못 먹어서 생기는 병이 많았지만 지금은 너무 많이 먹어서 생기는 질환들이 늘어나고 있다. 비만뿐만 아니라 선진국형 질환이라고 하는 고혈압, 당뇨, 암 발생의 증가도 음식을 많이 섭취하는 것이 하나의 원인으로 지적되곤 한다. 그러나 여기서 말하는 식적은 단순히 많이 먹어서 생기는 체한 증상이나 더부룩한 것만을 의미하지는 않는다. 음식을 급하게 먹다가 체했다면 소화제를 먹으면 얼마 지나지 않아 증상이 호전될 수 있지만 식적은 잘못된 식습관이 오랜 시간 지속되었을 때 만들어지는 병인이기 때문에 치료하기가 쉽지 않다.

현대의학에서 말하는 수많은 질환이 식적에서 출발한다. 식적으로 인한 질환은 위염, 위궤양, 위암, 변비, 설사, 대장암, 역류성 식도염 등 소화기질환이 가장 많다. 하지만 그 외에도 고혈압, 당뇨, 만성요통, 두통, 신경통, 부종, 갑상선질환, 불면증, 우울증, 공황장애 같은 신경정신질환, 피부질환 등에도 영향을 미친다. 따라서 어떤 병을 앓고 있는데 그 병이 잘 낫지 않는다면 가장 먼저 식사 습관을 되돌아봐야 한다. '내가 먹는 음식이 바로 나 자신'이기 때문이다.

사례　우울증으로 고생하는 30대 여성 환자가 찾아왔다. 신경과에서 처방받은 항우울제를 먹어보기도 하고 스스로 극복하기 위해서 마음수련도 해보았으나 깊은 우울감을 근본적으로 해결할 수 없었다. 밥만 먹었다 하면 뱃속이 더부룩하고 변비도 심했으며 몸이 수시로 부었다. 만성피로가 있어서 일을 하지 않아도 언제나 몸이 무겁고 피곤하며 틈만 나면 눕는 일이 잦아졌다. 간이 안 좋은가 싶어 검사를 해보았으나 문제는 없었고 만성피로 증후군인가 싶어 보약도 복용해보았으나 호전되지 않았고 결국 우울증 진단을 받았다. 먼저 환자의 생활습관과 환경을 살펴보았다. 직장을 다니다가 그만두고 20대 후반에 결혼을 했는데 시어머니와의 관계가 원활하지 않았다. 시어머니와의 관계에서 스트레스를 받는 날이 많아졌고 마땅히 그 스트레스를 풀 수 있는 방법이 없었다. 그때부터 그녀는 스트레스를 받으면 이것저것 남아 있는 음식에 고추장을 듬뿍 넣어 비빔밥으로 만들어서 배가 부를 정도로 먹었다. 그런데 그렇게 먹다보면 스트레스가 풀렸다. 실제로 음식을 매콤하게 먹으면 스트레스가 풀리는 효과를 볼 수 있다. 한의학에서는 분노로 인해 마음이 힘들어지면 매운 맛의 음식을 섭취해서 마음속 응어리를 풀 수 있다고 설명한다. 그러나 그렇게 음식물을 습관적으로 많이 섭취하다 보면 다른 문제가 생긴다. 스트레스를 받을 때마다 먹게 되고 먹는 양이 점점 많아지다 보니 식적이라는 병인이 발생하고 그로 인해 우울증까지 나타날 수 있다.

이 환자는 3개월 가량 먹는 음식의 양을 조절하면서 한방 치료를 병행하자 오랫동안 부어 있던 살이 빠지면서 몸이 가벼워지기 시작했다. 만성 소화불량과 변비, 설사 등의 증상도 사라지면서 우울증도 개선되었다.

위가 음식물을 소화시키는 방법은 위 근육을 움직이는 연동운동과 산성을 띠는 위액을 음식물에 분비하는 것이다. 당연히 적은 음식물이 위에 들어오면 위는 적당한 위액을 분비하여 음식물과 잘 섞이게 하고 위의 연동운동도 활발해져 빨리 소화된다. 그러나 지나치게 많은 음식물이 한꺼번에 들어오면 위액은 음식물과 섞이기 힘들어지고 연동운동도 원활하지 않게 된다.

음식을 빨리 먹으면 왜 비만이 될까?

비만을 치료하고자 오는 환자들의 습관을 보면 대부분 음식을 급하게 먹는 경향이 있다. 급하게 먹는 습관이 있다는 것은 음식을 제대로 씹지 않고 삼켜버린다는 것이다. 밥을 국에 말아 먹는다든지, 햄버거를 탄산음료와 함께 급하게 먹는 것이 여기에 속한다.

그렇다면 급하게 먹으면 왜 안 좋을까? 입 속에서 튼튼한 이빨로 음식을 잘게 쪼개고 훌륭한 소화액인 침과 함께 반죽을 해서 위장으로 보내야 위에서 부담을 느끼지 않는다. 그러면 위에서도 재빨리 다음 단계로 넘어갈 수 있다. 입에 음식물이 들어온 순간부터 소화는 시작된다는 점을 명심해야 한다. 이빨로 쪼개고 침으로 섞는 일이 제대로 진행되어야 한다. 입에서 1차적인 소화활동이 제대로 이루어지지 않으면 위는 더 큰 힘으로 연동운동을 해야 하므로 위장으로 피가 쏠리고 더 많은 에너지를 소비하게 되며 더 많은 위액을 분비해야 한다. 결국 음식을 소화하는 데 많은 에너지를 쏟고 나면(음식을 빨리 많이 먹으면) 식사 후에 바로 나른해지고 피곤함이 몰려오며 속이 더부룩하고 몸이 무겁게 느껴진다. 물론 집중력도 떨어지고 머리도 잘 돌아가지 않는다.

더 큰 문제는 식욕을 조절하는 중추가 뇌에 있는데, 포만감을 느끼고 그것이 뇌에 전달되기까지는 약 10~20분 정도의 시간차가 있다는 것이다. 결국 음식을 급하게 먹으면 뇌가 포만감을 느끼기도 전에 위장은 이미 음식물로 가득 차게 된다. 뇌가 포만감을 인지하는 순간 숟가락을 놓는다면 이미 늦다는 것이다. 결국 자신의 위가 받아들일 수 있는 음식물의 양을 제대로 인지하고 뇌가 통제하기 위해서는 천천히 꼭꼭 씹어 먹는 수밖에 없다. 옛말에 이르길 '한 숟가락 더 먹고 싶을 때 식사를 멈추라'고 한 것도 이 때문이다. 실제로 밥을 조금 모자란 듯 먹어도 시간이 지나면서 포만감이 느껴진다.

이런 사실을 거의 모든 사람들이 알고 있는데도 불구하고 왜 천천히 먹는 것이 잘 지켜지지 않을까? 답은 바로 습관 때문이다. 습관이라는 것은 마치 운명과도 같아서 한번 몸에 익어버리면 결코 쉽게 바뀌지 않는다. 이 습관을 바꾸지 않고서는 100세 시대에 건강하게 오래 사는 것은 불가능하다. 지겹겠지만 이 책에서는 계속 습관의 힘을 강조할 것이다. 자신도 모르게 음식을 빨리 먹는 사람들은 반드시 천천히 꼭꼭 씹어서 침과 잘 섞이게 한 다음 삼켜야 한다.

또한 음식을 먹을 때 물이나 음료수 혹은 국을 함께 먹지 말아야 한다. 밥을 먹든 빵을 먹든 고기를 먹든 항상 마른 음식 위주로 먹고 국이나 음료는 피해야 한다. 음식물이 퍽퍽해서 목이 메는 것 같더라도 계속 천천히 씹다 보면 침이 분비되어 걸쭉하게 만들어진다. 그럼 언제 물을 마시는 것이 좋을까? 식사하기 30분 이전에 물을 충분히 마셔두는 것이 좋다. 식후에도 바로 물을 마시기보다는 30분 정도 지난 다음부터 마시는 것이 원활한 소화를 도와준다. 입에서 나오는 침과 함께 꼭꼭 오래 씹어서 먹는다면 무심코 습관적으로 물과 함께 음식을 위장으로 넘기는 일은 없을 것이다. 이러한 방법으로 음식을 천천히 먹을 수만 있다면 실제로 위에 음식물이 가득 차는 시점과 뇌가 포만감을 느끼는 시점의 차이가 줄어들어 적정량을 먹는 습관을 들일 수 있다.

배가 부른데도 계속해서 음식을 먹는다면?

배가 부른데도 계속 음식을 먹는 사람들이 있다. 이런 사람을 가리켜 우리는 식탐이 있다고 말한다. 선천적으로 소화력이 좋아서 아무리 음식을 많이 먹어도 살도 안 찌고 몸에 부담도 없는 사람들도 있지만 식탐이 있는 사람들은 대부분 음식물이 소화기에 정체된 상태, 즉 식적일 가능성이 높다. 이런 경우는 항상 몸이 나른하고 피곤해진다. 식생활에 큰 지장이 없는데도 항상 기운 없고 피곤해 한다면 식적을 의심해봐야 한다.

한의원 진료실에는 간혹 90세 넘게 장수하는 노인들도 찾아오시는데, 그분들의 공통된 생활습관은 크게 두 가지가 있다. 적게 먹고 많이 걷는다는 것이다. 적게 먹고 많이 걷는 습관이야말로 건강하게 100세를 사는 비법이다. 그러니 건강하게 장수하고 싶다면 배가 부르기 전에 미리 수저를 내려놓는 습관을 만들어야 한다. 그것이 건강의 지름길이다. 태어나서 평생 먹을 수 있는 음식의 양이 정해져 있다고 생각해보라. 정해진 양의 음식을 빨리 먹어치운다면 인생은 짧아질 것이고 천천히 적게 나누어 먹는다면 긴 인생을 건강하게 살 수 있을 것이다.

제 3적, 칠정 :
절대 화내지 마라

칠정(七情)은 기쁨(喜), 화(怒), 슬픔(悲), 근심(思), 우울(憂), 놀람(驚), 두려움(恐)이라는 7가지 감정을 말한다. 사람의 감정은 시시각각 변하지만 부정적인 감정들에 오랫동안 사로잡히면 그로 인해 우리 몸의 기운이 막히게 되고 여러 가지 증상을 일으키게 된다. 즉 마음에서 시작된 병이 몸까지 병들게 한다.

그렇다면 현대인들을 힘들게 하는 마음의 병은 무엇일까? 사람의 마음은 기본적으로 외부의 자극에 반응한다. 자신을 비난하는 말을 듣거나 자신이 얻은 성과에 대해 평가를 받을 때 사람의 마음은 자극을 받는다. 이것을 현대인들은 스트레스라고 부른다. 스트레스란 원래 외부환경의 변화에 대처하는 신체적, 정신적 긴장 상태를 가리킨다. 적당한 스트레스는 인간의 건강에 긍정적으로 작용하지만 그 정도가 지나치면 부작용을 초래한다. 상대적 박탈감, 경쟁과 성공에 대한 부담 같은 스트레스가 쌓이고 쌓이면 나중에 우울증이나 불면증처럼 치료하기 어려운 질환들이 된다. 즉 마음에 가해지는 스트레스가 한계를 넘어서면 불안, 초조, 두려움을 느끼게 되는데 이런 상태가 지속되면 흔히 말하는 '화병'이 된다.

우리는 마음에 받은 상처와 자극(스트레스)이 육체의 병을 일으킬 수 있음을 항상 명심해야 한다. 우리의 몸과 마음은 서로 상관없이 분리되어 있는 것처럼 보이지만 사실은 매우 유기적으로 연결되어 있다. 예를 들어, 중요한 시험을 앞둔 수험생이 갑자기 체하거나 배탈이 나 설사를 하는 경우가 있다. 이것은 감정의 상태가 우리 몸의 기능에 영향을 미쳤기 때문이다.

앞에서도 설명했지만 숨을 쉬거나 심장이 뛰거나, 체온을 유지하거나 위와 장이 운동을 하거나, 호르몬을 분비하는 일을 우리의 의지대로 조절할 수 없다. 신체의 기본적 기능들은 우리의 의지가 아니라 교감신경과 부교감신경으로 이루어진 자율신경계의 지배를 받는다. 잠을 잘 때에도 심장이 계속 뛰고, 숨을 쉴 수 있는 것은 자율신경이 기능하기 때문이다. 교감신경은 주로 일과 공부를 할 때, 위험에서 벗어나고자 할 때, 적에 대한 공격을 방어할 때 기능하고, 부교감신경은 휴식을 취하거나 우리 몸에 필요한 에너지를 얻을 때

기능한다.

따라서 우리의 몸과 마음이 자율신경의 제대로 된 지배를 받는다면 우리 몸은 균형이 잘 잡힌 상태에서 건강해진다. 하지만 어떤 이유에서든 지나치게 마음에 자극을 받거나 그 상태가 지속된다면 마음뿐만 아니라 우리 몸에 악영향을 미친다. 승진에 실패하거나, 잘못된 투자로 돈을 잃거나 인간관계에서 스트레스를 받는다면 교감신경이 지나치게 자극을 받아 호흡이 거칠어지고 심장박동이 빨라지며 근육이 경직된다. 교감신경이 활성화되면 스트레스에 대처하기 위해 혈압과 심장 박동 수가 높아지고 두통이 생기거나 신경 또한 예민해진다. 그에 따른 에너지 소모도 많아지고 우리 몸은 제때 휴식을 취하지 못해 많은 부작용이 생긴다.

만약 우리가 지나친 스트레스에 노출되거나 그 스트레스가 제대로 해소되지 않은 채 밤낮으로 지속되거나 반복된다면 자율신경계의 지배를 받는 우리 몸에 이상이 나타나게 된다. 이처럼 스트레스로 인한 자율신경계의 오작동을 '자율신경 실조증'이라고 부른다. 무리하여 일하거나 운동하지 않았는데도 몸이 무겁고 나른하며 쉽게 지치고, 깊이 잠들지 못하며, 이유없이 식은땀을 흘린다면 자율신경 실조증을 의심해봐야 한다. 아침에 몸이 무거운 상태에서 겨우 잠에서 깨어나고, 어깨가 결리고, 심장이 두근거리거나 가슴이 답답하고, 머리가 어지럽고, 손발이 평소보다 차거나 열이 날 때 또한 자율신경의 이상으로 인한 증상일 수 있다. 여성의 경우에는 생리가 불순해지기도 한다.

결국 우리 몸은 마음의 거울이자 신호등이다. 심장이 두근거린다고 해서 심장에만 이상이 있다고 생각하지 말고 혹시 쓸데없는 걱정으로 신경이 예민해지거나 밤잠을 설치지 않았는지 되돌아봐야 한다. 민감성대장증후군으로 화장실을 자주 들락거리는 사람이라면 위나 장에 이상 있다고만 생각하지 말고 위나 장에 영향을 미치는 자율신경계, 더 나아가 자신의 감정과 마음 상태에 이상이 있지는 않은지 돌아봐야 한다. 마음이 건강하지 않으면 몸도 건강해질 수 없다.

마음이 섬세하고 예민하며 연약한 사람은 그만큼 스트레스에 민감하게 반응하므로 그렇지 않은 사람보다 신체적 반응이 쉽게 나타난다. 특히 칠정은 남성보다는 여성에게 영향을 미치는 경우가 많다. 남성은 몸이 각진 반면 마음은 호방한 편이고 여성은 그 반대로 몸이 둥글고 마음은 섬세한 편이기 때문이다. 그러므로 부인과 질병들은 칠정을 잘 살펴봐야 한다.

동의보감에서는 마음의 병을 고치기 위한 최선의 치료 방법으로 허심(虛心)을 언급한다. 즉 마음을 비우는 것이다. 이것은 마음의 병을 치료하는 데 불변의 진리이다. 그러나 마음을 비운다는 것은 쉬운 일이 아니므로 차선책으로서 약물 치료를 한다. 또한 마음의 병

칠정에서 발생하는 증상들

☐ 1. 잠이 잘 오지 않는다.

☐ 2. 추웠다 더웠다 한다.

☐ 3. 기분이 가라앉거나 사는 게 재미없다.

☐ 4. 가슴이 답답하다.

☐ 5. 불안할 때가 있다.

☐ 6. 심장이 두근거린다.

☐ 7. 건망증이 있다.

☐ 8. 가슴이 조이는 느낌이 있다.

☐ 9. 가슴이 아프다.

☐ 10. 늘 피곤하고 눕고만 싶다.

☐ 11. 입맛은 있으나 소화가 안 된다.

☐ 12. 잠자는 동안 땀이 난다.

----

1 ~ 4 개 정신 건강에 특별한 이상이 있는 것은 아니지만 항상 밝고
긍정적인 상태를 유지하도록 노력해야 한다.

5 ~ 8 개 정서가 불안정하고 감정기복이 심한 상태로 생활환경과
인간관계에 대한 종합적 검토가 필요하다.

9개 이상 지금 당장 전문가와 상담하고 가족관계, 직장, 인간관계
등에서 획기적인 변화와 처방이 필요하다.

은 우리 몸에도 특징적인 증상을 일으킨다. 다른 병인들과 마찬가지로 칠정이라는 병인은 수많은 증상을 모두 일으킬 수 있지만 다음과 같은 특징들이 있다.

잠이 잘 오지 않는다

일을 너무 많이 해서 노권이 되면 피곤해서 오히려 잠이 잘 오지 않을 수 있다. 음식을 너무 과하게 먹어서 식적이 되어도 잠을 잘 잘수 없다. 양기를 너무 많이 소모해서 방로가 되면 밤에 땀이 나고 열이 나면서 숙면이 안 되는 경우도 있다. 그러니 잠이 잘 오지 않는 이유는 비단 칠정 때문만은 아니다. 하지만 잠이 잘 오지 않는 원인 중 가장 큰 것은 마음의 상태, 즉 칠정이다. 분노에 휩싸이거나 근심거리가 있을 때 가장 먼저 나타나는 증상은 바로 밤에 잠이 오지 않는 것이다. 근심거리가 있고 분노로 열이 머리끝까지 올라와 있는데 잠이 쉽게 올 리 있겠는가? 불면증은 신경쇠약, 우울증, 체력저하 등의 원인이 되므로 가능한 한 빨리 치료해야 한다.

기분이 가라앉거나 사는 게 재미없다

아침에 길을 걷다가 떨어지는 낙엽을 보고 잠시 기분이 가라앉으면서 사는 게 재미없다고 생각하며 우울해지기도 한다. 하지만 다시 분위기가 바뀌면서 해야 할 일에 집중할 수 있다면 그것은 문제가 되지 않는다. 그러나 아침에 느꼈던 우울한 느낌이 하루 종일 또는 일주일 내내 지속된다면 마음의 상태를 점검해야 한다. 우울증, 공황장애 같은 질병은 칠정과 매우 밀접한 관련이 있다.

심장이 두근거린다

심장이 박동하는 것을 평소에 알아차리는 사람은 거의 없다. 그러다가 스트레스를 받거나 운동을 심하게 하는 경우 심장박동이 빨라지는 것을 느끼게 된다. 운동 후에 심장이 빨리 뛰는 것은 원활한 산소 공급을 하기 위해서다. 하지만 스트레스를 받은 후에 심장이 두근거리는 것은 자율신경이 작동했기 때문이며 지극히 당연한 현상이다. 하지만 별다른 이유 없이도 수시로 심장이 두근거리면서 불안해진다면 문제가 있다. 심장의 두근거림은 칠정으로 인한 공황장애나 우울증, 강박증 등에서 자주 나타난다.

건망증이 있다

건망증이란 어떤 일이나 말을 시작해놓고 그 사이 잊어버려 끝을 맺지 못하는 증상이다. 갑자기 한 일을 잊어버리고 아무리 생각하려고 해도 생각이 나지 않는다. 생각을 지나치게 많이 하면 심장과 비장의 기능이 약해지면서 문제가 생긴다. 심장 기능이 약해지면 혈(血)의 흐름이 나빠져 두뇌에 산소와 영양소가 원활하게 공급되지 않게 된다. 비장 기능이 약해지면 팔다리에 기운이 빠지고 몸이 피곤해지면서 생각의 흐름이 끊기곤 한다. 이 두 가지로 인해 깜빡 잊어버리게 된다. 쓸데없는 생각을 지나치게 많이 하는 습관으로 칠 정이 발생하고 칠정이 발생하면 건망증이 생긴다. 만약 건망증이 있 다면 우선 번잡하지 않고 조용한 공간에서 편안하고 즐거운 마음 으로 휴식을 취해야 한다. 이때 의도적으로 과거의 잘못이나 미래 의 걱정거리를 떠올리지 않도록 소소한 재미를 주는 취미나 활동 을 하는 것이 좋다.

늘 피곤하고 눕고만 싶다

아이들은 평소 학교 가는 날이면 부모가 깨워도 잘 일어나지 않지 만 소풍이나 운동회처럼 즐거운 일이 있는 날에는 깨우지 않아도 벌떡 잘 일어난다. 이것은 몸의 문제라기보다는 마음의 문제이다. 스트레스로 인하여 칠정이 발생하면 의욕이 사라지고 피곤하며 자 꾸만 눕고 싶어진다. 늘 피곤하고 눕고만 싶은 증상은 스트레스뿐만 아니라 체력에 비해서 일을 너무 많이 했거나 음식을 너무 급하게 먹거나 성생활을 자주 해도 나타날 수 있다. 만성피로를 제대로 치 료하려면 자신의 생활습관과 환경을 고려하여 피로에 결정적인 영 향을 미치는 병인이 무엇인지 파악해야 한다.

입맛은 있으나 소화가 안 된다

육체적인 활동을 많이 하면 우리 몸의 기운이 소모된다. 이것을 '기가 허(虛)하다'라고 표현한다. 정신적으로 스트레스를 많이 받으면 혈(血)이 소모되어 얼굴이 창백해진다. 이것을 '혈이 허(虛)하다'라고 표현한다. 기가 허해지면 입맛이 사라지지만 혈이 허해지면 입맛은 나빠지지 않는다. 칠정은 분노와 근심, 걱정 등 스트레스에서 기인하는 병인인데, 칠정의 경우 혈이 허해지는 것이므로 기운 없고 소화도 썩 잘되는 편은 아니지만 입맛은 그런대로 괜찮은 편이다.

칠정을 부르는 습관에서 벗어나기

스트레스가 모든 질병을 유발하는 유일한 원인은 아니지만 상당수의 질병들이 스트레스의 영향 아래 있다. 우리 몸이 감당할 수 있는 수준을 넘어선 스트레스 상황은 위장이나 심장 및 혈관, 자율신경 등에 영향을 미쳐 위장병(소화불량, 위궤양, 변비나 설사 등), 심장병, 불면증, 두통, 손발저림, 식욕부진 등을 유발한다. 즉 우리의 마음과 정신이 정상적으로 감당해낼 수 있는 수준을 넘어서는 스트레스는 모두 우리 몸에 독이 된다. 스트레스로 인해 신경전달물질의 분비에 영향을 미치고 이에 따라 우리 몸은 반응한다. 염증반응을 유발하는 물질들이 분비되어 우리 몸이 아프다고 느끼게 된다. 즉 스트레스는 통증을 유발한다. 스트레스를 받으면 혈관이 수축하고 심장

혈관 질환의 악화나 그로 인한 합병증의 발생 가능성이 높아진다. 이처럼 극심한 스트레스는 우리의 생체리듬을 무너뜨린다.

물론 적절한 스트레스는 건강한 삶의 활력소가 된다. 따라서 스트레스에 대처하는 것이 바로 칠정으로 인한 질병을 치료하는 방법이 된다. 스트레스는 자신이 어떻게 받아들이느냐에 따라서 쉽게 사라질 수 있다. 극심한 스트레스를 받더라도 휴식이나 명상, 운동, 취미생활 등을 통해 얼마든지 스트레스 상황에서 벗어날 수 있다.

결국 칠정으로 인한 마음의 병, 몸의 병을 고치기 위한 최선의 치료 방법은 무너진 자율신경계의 균형을 회복하는 것이다. 무너진 자율신경계를 회복하기 위해서는 '마음을 비워야' 한다. 물론 말처럼 쉬운 일은 아니다. 마음을 비운다는 것은 분노, 걱정, 근심, 두려움, 불안, 욕심, 시기, 질투와 같은 부정적인 마음의 상태를 아무렇지도 않은 본래의 상태로 되돌린다는 것이다.

'이 정도 일은 누구에게나 일어날 수 있어' '이미 다 지난 일이니 잊어버리자' '살다 보면 항상 좋은 일만 있을 수는 없잖아' 이렇게 생각하며 툭 털어버리고 잊어버려야 한다. 나와 남이 다름을 인정하고 내가 옳다고 부여잡고 있는 생각을 내려놓는 순간 마음을 비울 수 있다.

분노가 가장 위험하다

칠정으로 인한 병인은 자신의 생활습관보다는 자신이 처한 환경이나 상황 탓인 경우가 많다. 특히 사람들과의 관계에서 많이 발생한다. 사람과의 관계에서 받는 스트레스가 칠정의 가장 큰 이유인 셈이다. 처음에는 사람과의 관계에서 분노가 발생했는데 이것이 반복되면 화내는 습관으로 굳어져버린다.

한의학에서는 사람의 감정을 총 7가지로 설명한다. 즉 화나고, 기쁘고, 생각에 잠기고, 슬프고, 우울하고, 무섭고, 놀라는 7가지의 감정이다. 우리가 이 7가지 감정을 적절히 표현하면서 산다면 육체적으로 건강하고 정신적으로 풍요로운 삶을 누릴 수 있다. 하지만 7가지 감정 중 한 가지라도 격하게 올라간다면 건강에 악영향을 줄 수밖에 없다.

지나치게 기뻐한다면 기운이 여기저기로 흩어져서 마음을 집중하기가 힘들어진다. 지나치게 화를 내면 기가 위로 올라가게 되고 얼굴이 붉어지고 열이 오른다. 반대로 지나치게 걱정과 근심을 하면 기가 아래로 가라앉는다. 시험공부 때문에 걱정이 많은 학생들이나 원하는 것이 되지 않아 근심에 싸인 사람들이 팔다리가 축 처지고 기운이 하나도 없는 이유는 이 때문이다. 지나치게 생각을 많이 하면 기가 뭉치게 되고 당연히 소화도 안 되고 입맛도 떨어지고 가슴도 답답해진다. 또 지나치게 슬퍼하면 기운이 소모되어 힘이 하나도 없어진다. 지나치게 놀라면 기가 문란해져서 정신이 갈팡질팡해진다. 지나치게 무서워하면 기가 아래로 내려가서 마음이 위축되고 의욕이 떨어진다.

7가지 감정 중에 기뻐하는 감정 이외의 6가지는 기를 아래위로 흔들어 뭉치게 하는 작용을 하지만 적당히 기뻐하는 것은 뭉쳐 있는 기를 풀어서 순환을 원활하게 해주므로 언제나 즐거운 마음, 감사한 마음으로 사는 것이 건강의 비결이기도 하다.

7가지 감정 중에 우리 몸의 건강에 가장 악영향을 미치는 것은 바로 분노이다. 분노하는 감정은 간을 상하게 한다(怒傷肝). 간은 비장의 기운에 영향을 미치는데, 간이 상하면 비장 기능에 심각한 문제가 발생한다. 비장은 오장육부에 영양 공급 역할을 하는데 분노로 인해 간 기능이 상하면 결국 모든 장부의 기능에 영향을 미친다. 따라서 모든 감정 중에서 분노가 가장 위험하다고 할 수 있다.

사례 48세의 여성이 한의원을 찾아왔다. 환자는 이유 없이 눈물을 줄줄 흘리며 항상 목이 막히고 가슴이 답답하다고 했다. 남편은 시내버스 운전기사였는데, 최근에 버스노조 문제로 알력 다툼이 생겨 인간관계에 환멸을 느끼고 사표를 냈다고 했다.

사표를 내고 나서 1억 원이 넘는 돈을 빌려 개인택시를 시작했는데 그 과정에서 부부간에 다툼이 잦았다. 남편이 자신과는 전혀 상의도 하지 않고 혼자서 결정했기 때문이었다. 부인 입장에서는 남편이 가정을 위해서 꾹 참고 회사생활을 계속하기를 바랐지만 남편은 그러질 못했던 것이다. 남편의 철없어 보이는 행동에 남편을 보기만 해도 분노가 치밀어 올랐다고 했다.

이 환자의 증상은 다음과 같았다. 목과 어깨가 뭉쳐서 통증이 있고, 이유 없이 눈물이 많이 났으며, 병원 검사 결과 당뇨, 갑상선기능항진, 고콜레스테롤혈증 소견이 나왔다. 요즘에는 배가 많이 나오고 살도 찌고 설사도 자주 한다고 했다. 기침이 멈추지 않고 계속되는 경우가 있으며 누우면 기침이 너무 심해져서 잠을 잘 수 없다고 했다. 또 콧물이 나오고 어지럽고 가슴이 뻐근하고 두근거리거나 숨이 차는 경우도 있다고 했다. 남편이 미워서 같이 자는 것도 싫고 성관계도 힘들어졌다.

이 환자의 병인은 당연히 분노로 인한 칠정이었다. 칠정을 다스리는 한약을 처방함과 동시에 마음치료를 같이 시행했다. '이미 벌어진 일에 대하여 남편을 추궁하지 말라'고 조언했다. 아무리 따져도 이미 일어난 일을 되돌릴 수는 없기 때문이다. 당장 마음에 있는 말을 하면 속은 후련하겠지만 분노는 더욱 커지고 그것이 반복되면 결국은 나 자신의 고통으로 돌아온다. 쉽지는 않겠지만 우선 남편에게 칭찬과 격려를 많이 해주라고 했다. 남편을 위해서 칭찬을 한다는 것보다는 환자 자신을 위해서 남편을 응원하고 격려하라는 것이었다.

즉 상황을 자신이 아닌 상대방의 입장에서 생각하는 연습을 하는 것이다. '남자가 그 정도의 자존심과 배짱 그리고 결단력은 있어야 한다.' 이렇게 생각하고 나니 자연스럽게 남편의 심정과 상황을 이해하게 되고 남편의 선택과 결정을 믿고 따를 수 있게 되더라는 것이다. 그리고 앞으로 열심히 택시를 하다 보면 돈도 모으고 더 좋은 일이 일어날 것이라는 긍정적인 생각을 하게 되었다고 한다. 그러다 보니 따뜻한 말 한 마디를 남편에게 건넬 수 있게 되었고 남편도 차츰 부인을 배려하기 시작했다고 한다.

이렇게 3개월간 치료를 한 결과 모든 증상들이 가벼워지고 당뇨 수치와 갑상선기능도 개선되었다.

가족 간의 갈등이 있다

칠정이란 마음에서 오는 병이다. 동의보감에서도 세상 모든 병의 70%는 마음에서 온다고 했다. 주변 환경과 인간관계가 복잡할수록 칠정이 원인인 질병은 늘어날 수밖에 없다. 마음에서 오는 병 중 가장 심각한 것은 가까운 사람에게서 상처를 받는 경우이다. 바로 가족과의 갈등이다. 가족 간의 갈등의 큰 문제점은 가깝고 사랑하는 사이이기에 그로 인한 감정의 상처가 깊고 오래 간다는 것이다. 또 항상 같은 공간에서 부대끼고 서로 마주칠 일이 많기 때문에 상처가 아물지 않고 계속 곪기만 한다.

30대 산모가 아기를 낳고 얼마 되지 않아 산후풍 증상이 발생하여 한의원을 찾아왔는데, 팔다리가 심하게 붓고 관절통이 매우 심했다. 그 환자는 인상이 순하고 착해 보였다. 대화를 해보니 병의 원인은 마음의 병, 즉 칠정이었다. 시어머니가 무척이나 아들을 원하고 있었는데 둘째 아이마저도 딸이었다는 것이다. 시어머니는 산부인과에 와보지도 않고 수고했다는 말 한 마디도 없었다고 했다. 그런 일을 당한 이후로 서운하고 분한 감정이 지속되고 몸 관리도 소홀하다 보니 병이 생긴 것이다.

이런 경우에는 어떤 치료를 해야 할까? 마음의 병을 치료하는 한약이나 침, 뜸 치료도 필요하겠지만 그것만으로는 완전한 치료가 될 수 없다. 마음의 상처로 인한 병은 결국 자신이 해답을 가지고 있다. 마음의 상처를 남긴 사람에 대한 증오와 분노의 마음을 내려놓아야 한다. '시간이 약'이라는 해법이 마음의 병을 치료하는 최선의 방법이기는 하지만 그 시간을 단축하기 위해 명상, 마음 수련, 요가, 등산, 다양한 취미 활동을 통해 부정적인 생각과 감정을 효과적으로 몰아내는 것이 중요하다. 가족 간의 갈등으로 인한 감정의 상처를 해소하기 위해서는 용서하고 감사하는 마음을 끊임없이 떠올려야 한다.

평소에 생각이 많다

습관적으로 생각이 많다 보면 심장이나 비장(脾臟)에 무리를 주게 되고 그것이 칠정으로 이어지는 경우가 많다. 생각이 많다는 것은 근심과 걱정이 많다는 것이다. 긍정적인 생각이 많은 사람은 밝고 활기차지만 부정적인 생각이 많은 사람은 활동이나 말 수가 적다. 사람이 근심과 걱정을 하지 않고 살 수는 없지만 그것이 도를 넘어서 지나치면 칠정이 되고 여러 가지 질병을 유발할 수 있다. 예를 들어 거액의 투자금을 들여 새로 시작한 사업이 잘 되지 않는다면, 자나깨나 일 생각뿐일 수밖에 없다. 이런 사람들의 특징은 깊은 잠을 자지 못하고 잠을 자다가도 불현듯 잠이 깨며, 어떤 일에 집중하지 못하고 멍하니 있는 경우가 많다. 심한 경우에는 근육 경련이나 발작 증세가 일어나기도 한다.

생각이 많다는 것은 주로 '긍정적인 일'보다 '부정적인 일' 때문인 경우가 많다. 그리고 현재의 일보다는 과거나 미래의 일 때문인 경우가 많다. 즉 과거의 부정적인 경험이 자꾸만 현재의 나를 옥죄어 오거나 아직 다가오지도 않은 미래를 미리 걱정하는 것이다. 새로 투자한 사업이 잘 되지 않았다는 것은 과거의 부정적 경험이다. 이때 자책하는 것은 바람직하지 않다. 그보다는 잘못된 결과를 초래한 원인이 무엇인지 구체적으로 생각해보고 그것을 극복하기 위해 자신이 무엇을 해야 할지 고민하고 실천으로 옮겨야 한다. 생각의 초점을 과거의 부정적인 일이나 오지도 않은 미래에 두지 말고 현재에 충실하고 현재를 긍정적으로 바꾸기 위해 노력한다면 그 어떤

고난과 역경도 이겨낼 수 있다. 그로 인해 긍정적인 변화가 일어난다면 비록 그것이 작은 것이라 할지라도 마음의 근심과 걱정이 조금씩 가벼워질 것이다.

지속적으로 나를 화나게 하는 일이나 사람이 있다

마음의 상처를 안고 부정적인 감정에 휩싸이는 것은 대부분 최근에 바뀐 생활환경이나 상황 때문이다. 예전에 없었던 증상이나 병을 얻었다면 현재 자신이 처해 있는 환경에서 지속적으로 화나게 하는 사람이나 일이 있을 가능성이 높다. 이때 받은 스트레스를 해소하지 않고 안으로 삭히다 보면 그것이 화병이 된다. 주변에 자신을 화나게 하는 사람이나 일이 많은데도 자신의 감정을 표출하거나 말이나 글로 제대로 표현하지 못하면 위나 장의 기능에 장애가 생기기 쉽다. 반대로 스트레스를 받고 화가 나면 바로 표출하는 사람들이 있는데, 이런 사람들은 심근경색, 뇌졸중, 고혈압처럼 혈관과 관련된 질환에 걸릴 가능성이 높다.

만약 화가 난다면 그 이유가 나 자신 때문인지, 아니면 주변 사람이나 일 때문인지 차분히 생각해봐야 한다. 무조건 화를 내거나 참는 것보다는 자신과 주변을 돌아보는 여유가 필요하다.

제4적, 방로 :
절대 성생활을 무리하지 마라

동서고금을 막론하고 성관계가 건강, 더 나아가 평균 수명 연장에 어떤 관계가 있는지에 대해 지대한 관심이 있었다. 현대의학계에서는 '적당한' 섹스는 건강을 증진하고 평균 수명 연장에 도움을 준다고 밝히고 있다. 그리고 수많은 사람들을 대상으로 실시한 역학조사 및 통계를 통해 이를 증명하곤 한다.

일주일에 두 번 이상 섹스를 하는 사람들이 그렇지 않은 사람들에 비해 평균 수명이 50% 가량 더 길며, 아예 성생활을 하지 않고 혼자 사는 사람들은 훨씬 일찍 죽는다는 통계도 있다(물론 평생 성관계를 갖지 않고 100세 이상 장수하는 사람도 있다). 일주일에 1~2회 섹스를 유지하는 사람들은 그렇지 않은 사람들에 비해 면역기능이 활성화되어 질병에 대한 저항력이 높다는 연구 결과도 있다. 또 활발한 성생활은 체내의 호르몬 분비를 자극하여 피부의 탄력을 높이고 면역력을 강화한다. 즉 체내 호르몬의 분비가 원활하다면 여성은 생리가 규칙적이고, 남성은 전립선 건강에 도움을 받는다. 뿐만 아니라 섹스는 걷는 것보다 더 많은 열량을 소모시켜 비만 예방, 근육 강화 역할을 하고 혈압을 조절하며 스트레스를 해소시키고 소화기능에도 도움이 된다.

영국 웨일스에서 45~50세를 대상으로 실시한 연구에 따르면, 1주일에 최소 2차례 성관계를 하는 사람은 그렇지 않는 사람보다 조기 사망률이 1/2 정도 낮았다. 또한 미국에서 실시된 한 연구에 따르면, 주 3회 성관계가 수명을 2년 연장시키는 것으로 나타났다. 즉 섹스는 평균 수명을 연장시키는 것으로 나타났다.

이런 연구결과들만 보면 섹스는 '만병통치약'이 된다. 그러나 여기에는 단서가 붙는다. '적당한' 성관계여야 한다는 것이다. 사람은 자신의 건강상태, 나이, 환경에 따라 성관계 횟수를 조절할 수 있어야 한다. 특히 잦은 성관계로 인해 일상적인 생활에 무리가 오는 경우가 있으며, 사람의 타고난 체질에 따라서는 성관계를 자제해야 하는 경우가 있다.

한의학에서는 넘치는 성욕을 절제하지 못하고 성관계를 무리해서 하다 보면 체내에 저장된 정(精)이 고갈된다고 한다. 정(精)은 가장 귀중하면서도 체내에 적은 양만 존재하기 때문에 아껴야 한다. 매일 먹는 음식의 영양분 중에서 극히 일부분만 정(精)으로 저장되기 때문이다.

정(精)은 음식물에서 얻기 때문에 정이 부족한 사람은 음식물로써 보충을 해야 한다. 달고 향기로운 냄새를 풍기는 음식물은 정이 부족하며 오직 맛이 담담한 음식물을 섭취해야 정(精)을 보충할 수 있다. 세상의 음식물 가운데서 5곡(五穀: 쌀, 보리, 조, 콩, 기장)만이 온전한 맛을 가지고 있다고 하였는데 맛이 평순한 5곡을 먹어야 정(精)이 보충된다는 것이다.

정(精)과 기(氣)는 서로 보충해 주는 관계이기 때문에 성욕을 조절하지 않아 정이 소모되면 기가 쇠약해지고 기가 쇠약해지면 면역력이 약해지고 잦은 병치레를 하게 된다. 그러므로 정(精)은 사람의 몸에서 가장 중요한 보배라고 할 수 있다.

5곡(五穀)의 진액이 합쳐져 영양분이 되면 골수(骨髓)와 뇌수(腦髓)를 채우게 되는데, 성생활이 지나쳐 정(精)이 부족해지면 허리와 잔등이 아프며 다리가 시큰거리고 머리가 핑 돌고 귀에서 소리가 나는 등의 증상이 발생한다. 이외에도 생식기의 이상, 비뇨기의 이상, 눈이나 귀 등의 감각이상, 탈모, 기침, 성장장애 등의 증상이 나타난다.

사람의 몸속에는 극히 적은 양의 정(精)이 존재하기 때문에 아낄

수록 건강에 이롭다. 정(精)을 잘 간수해야 나이보다 젊은 건강을 유지하며 활력 있게 살 수 있다. 정이 그득하면 기가 충실해지고 기가 충실하면 정신활동이 왕성하고 몸도 건강해지며 병에 잘 걸리지 않는다. 성관계는 정(精)을 소모하는 활동임을 생각해본다면, 너무 잦은 성관계는 건강에 치명적인 독이 될 수 있다. 반대로 정(精)을 아끼고 잘 보충하면 체내의 여러 기관들이 편안하고 얼굴에 윤기가 나며 귀와 눈이 밝아져서 나이가 들어도 기운이 줄지 않는다.

그렇다면 우리는 정(精)이 고갈된 상태를 어떻게 파악할 수 있을까? 다음 페이지의 체크리스트를 살펴보자.

아침에 일어날 때 몸이 피곤하다

평소에는 아침에 잘 일어나는데 성관계를 한 다음날은 유난히 피로감을 많이 느끼는 경우가 있다. 방로의 경우 정(精)이 부족한 상태에서 다시 정(精)을 소모하므로 성관계를 하고 나면 유난히 몸이 더 피로하다. 정(精)을 많이 소모해서 방로가 되면 몸은 진액이 부족한 상태가 되는데, 이를 음허증(陰虛症)이라고 한다. 진액이 부족하다는 것은 등잔불의 심지에 비해서 기름이 부족한 상태와 같다. 방로인 경우 진액이 부족한 음허증이므로 밤에 잠자는 내내 열을 발산하게 된다. 그러니 아침에 일어나면 지치고 힘이 드는 것이다. 방로가 되면 잠을 아무리 많이 자도 아침에 일어날 때 피곤하고 힘이 든다.

방로에서 발생하는 증상들

☐ 1. 아침에 일어날 때 몸이 피곤하다.

☐ 2. 찬 것을 좋아한다.

☐ 3. 추위와 더위를 모두 많이 탄다.

☐ 4. 잠을 자려고 할 때 발바닥에서 열이 난다.

☐ 5. 허리가 늘 조금씩 아프다.

☐ 6. 오후에 몸에서 열이 난다.

☐ 7. 잠잘 때 땀을 흘린다.

☐ 8. 성관계 후 피로가 심하다.

☐ 9. 발뒤꿈치가 갈라진다.

☐ 10. 입이 자주 마르고 갈증이 난다.

☐ 11. 다리에 힘이 없다.

☐ 12. 음식을 많이 먹어도 살이 찌지 않는다.

☐ 13. 소변이 진하게 나온다.

☐ 14. 대변이 딱딱한 편이다.

- -

1 ~ 5 개 건강에 특별한 이상이 있는 것은 아니지만 밤낮으로 무리하지
않는 생활습관을 유지하도록 노력해야 한다.

6 ~ 10개 자신이 가진 체력 이상으로 정(精)을 낭비하는 삶을 살고
있으므로 자신의 생활습관, 특히 성관계를 무리하고 있지는
않는지 살펴봐야 한다.

11개 이상 지금 당장 전문가와 상담하고 고갈된 정(精)을 채우기 위한
획기적인 변화와 처방이 필요하다.

발바닥에서 열이 나고 발뒤꿈치가 갈라진다

방로가 있는 경우 혈액순환에 문제가 발생하면서 발바닥에서 열이
난다. 그 증상이 오래 지속되면 발가락이나 발뒤꿈치가 갈라지거나
더 심해지면 갈라진 사이로 피가 나기도 한다. 방로로 인해서 진액이
마르면서 열이 나기 때문이다. 발뒤꿈치뿐만 아니라 손가락이 주부
습진처럼 갈라지는 증상도 방로에서 많이 발생한다.

허리가 늘 조금씩 아프고 다리에 힘이 없다

정(精)을 많이 소모하면 음허증이 되고 이로 인해 허리가 은근하게
아픈 신허요통(腎虛腰痛)이 된다. 방로로 허리가 아픈 경우에는 반
드시 다리에 힘이 빠지는 증상이 함께 나타난다.

잠잘 때 땀을 흘린다

잠잘 때 땀을 흘리는 원인은 노권과 방로 두 가지 때문이다. 노권으
로 인해 흘리는 땀은 기가 부족하기 때문인데, 주로 낮에 많이 흘리
지만 심할 경우 잠을 잘 때도 흘린다. 방로로 인해 흘리는 땀은 정을
많이 소모해서 나오는 음허열 때문이다. 방로인 경우는 주로 밤에
잠을 잘 때 땀을 많이 흘린다. 그럼 잠잘 때 나는 땀의 원인이 노권
인지 방로인지 무엇으로 알 수 있을까? 그 사람의 습관과 환경을 살
펴보면 알 수 있다.

음식을 많이 먹어도 살이 찌지 않는다

방로가 되면 진액이 마르므로 기름은 적고 심지만 길어진 등잔불
상태가 된다. 이 상태에서는 등잔의 불이 커지면서 과열 상태가 된
다. 기름을 아무리 부어도 심지에서 소모되는 기름의 양이 워낙 많
기 때문에 등잔에 기름이 차오르기 힘들다. 즉 등잔의 기름은 음식
이라고 볼 수 있다. 그래서 방로가 되면 밥을 아무리 많이 먹어도
몸에서 열이 나고 땀이 나는 등 음허열 증상이 발생해서 에너지를
많이 소모하게 되므로 살이 찌지 않는다.

소변이 진하게 나오고 대변이 딱딱해진다

방로인 경우에는 소변이 진하게 나오면서 대변이 딱딱해진다. 몸 안
의 진액이 마르면서 소변이 진해지고 대변도 마르는 것이다. 변비는
식적과 방로에서 가장 많이 나타나는 증상이다. 변비환자의 경우
무턱대고 변비약을 복용할 것이 아니라 먼저 개인의 습관에서 발생
하는 병인을 진단하는 것이 효과적이다.

방로를 부르는 습관에서
벗어나기

성생활을 자주 하느냐, 그렇지 않느냐를 판단하는 기준은 지극히 개인적일 수밖에 없다. 같은 일을 하더라도 힘센 장사가 하면 별 일 이 아니지만 힘없는 사람이 하면 힘들고 어려운 것처럼 성생활을 자주 함으로써 발생하는 방로 역시 사람에 따라 다르게 나타난다. 성생활 주기가 적당한지 그렇지 않은지는 단순히 며칠에 한 번이라 고 말하기 어렵다. 결국 방로에서 나오는 증상을 참고하여 알 수 있 다. 예를 들어 성생활 후 아침에 유난히 피곤해서 일어나기 힘들다 거나 일을 많이 하지 않았는데 다리에 힘이 없거나 허리가 은은히 아픈 증상이 있다면 일단 방로를 의심해봐야 한다.

사례 40대 후반의 남성이 심각한 얼굴로 진료실에 들어왔다. 몇 달 전부터 사정을 하면 정액에서 피가 섞여 나온다는 것이다. 깜짝 놀라 병원에 가서 몇몇 검사를 해보았는데 어딘가 이상이 있다는 소견도 없었다고 한다. 특별한 치료법이 없다는 말을 듣고 낙담하다가 한의원을 찾아온 것이었다.

진찰을 해보니 이 환자의 병인은 방로였다. 이 환자는 타고난 정력가로 젊었을 때부터 성생활을 자주 했었고 만족한 성생활을 하고나면 생활에 활력이 돋고 기분도 상쾌했다고 했다. 그러다 어느 때부터 아침에 일어나기 힘들고 살이 빠지면서 다리에 힘이 없었다고 했다. 밤에는 더워서 이불을 덮지 못하는 등의 증상도 나타났다. 그러다가 갑자기 정액에서 피가 섞여 나오는 증상이 발생한 것이다.

방로가 발생하면 몸속의 진액이 마르게 된다. 몸에서 진액을 만들어내는 시간보다 소모하는 양이 많기 때문인데, 진액이 마르면 열이 나게 된다. 한의학에서는 '열은 능히 혈을 상한다'고 설명한다. 그런 이유로 정액에서 피가 섞여 나오는 증상이 발생한 것이다. 이 환자는 방로를 치료하는 처방약을 복용하자마자 그 다음날부터 증상이 사라졌다. 만약 병인이 방로라면 평소 성생활 횟수를 줄이는 생활 습관이 가장 중요하다.

한의학의 고전인 〈황제내경〉에 따르면, 남자는 8세가 되면 신장기능이 충실해지고 머리털이 잘 자라며 치아를 갈게 되고, 16세가 되면 신장기능이 왕성해지고 생식능력이 생겨 정액이 나오며 아이를 낳을 수 있게 되고, 24세가 되면 뼈와 근육이 튼튼해지고 마지막 어금니가 나오고 키가 다 자란다고 했다. 그리고 32세가 되면 뼈와 근육이 단단해지고 털이 완전히 자라며 기골이 장대해진다고 했다. 이렇게 태어나서 완전히 성장할 때까지 좋은 습관을 가지고 생활한다면 건강하게 잘 지낼 수 있다. 그런데 16세 전후에 정액이 나오기 시작할 때 정을 잘 보존하지 못하고 자위행위를 자주 하거나 지나친 성생활을 즐기다 보면 나이가 들면서 진액이 고갈되어 방로의 병인이 발생하게 된다. 방로에서 나올 수 있는 질병은 다양하다. 당뇨병, 관절염, 고혈압, 만성요통 같은 만성질환도 많이 나타난다.

사례 군대를 마치고 복학한 지 얼마 안 된 대학교 3학년 남학생이 찾아왔다. 몇 년 전부터 은은히 머리가 아파서 진통제를 먹으면 괜찮아지곤 했는데, 요즘 들어 머리가 깨질듯이 아프고 어지럽다고 했다. 병원에서 뇌 촬영 등 여러 가지 검사를 해보았지만 특별한 문제는 없었다고 했다. 두통은 모든 병인에서 다 나올 수 있는 증상이기 때문에 우선 이 학생의 생활 습관을 알아보았다. 식사도 잘하고 성격도 좋고 체력도 비교적 좋은 편인데, 청소년 때부터 자위행위를 거의 매일 했다고 한다. 그러다가 군대에 가서는 성관계를 갖는 일도 빈번했다고 한다. 그런데 사정을 하고 나면 두통이 더

심해진 것이 문제였다. 이것은 방로로 인한 두통이다. 방로로 인하여 몸의 진액이 마르게 되면 열이 상부로 올라가면서 머리가 아파지고 어지러워지는 것이다. 방로를 다스리는 한약을 복용 하면서 성 생활을 절제하는 생활습관을 갖도록 당부했다. 2개월가량 치료 후 두통은 거의 사라졌으며 3개월이 지나자 원래 건강했던 상태를 되찾았다.

〈황제내경〉에 따르면, 여자는 7세가 되면 신장기능이 왕성해지면서 치아를 갈고 머리털이 잘 자라고, 14세가 되면 생식능력이 생겨 자궁기능이 충실해지고 월경을 때맞추어서 하기 때문에 아이를 낳을 수 있게 되고, 21세가 되면 신장기능이 완전해져서 마지막 어금니가 나오며 키가 다 자라고, 28세가 되면 뼈와 근육이 단단해지고 털이 완전히 자라며 기골이 장대해진다고 했다. 생식능력이 생기는 14세부터 기골이 장대해지는 28세까지는 신체가 안과 밖으로 성장하는 시기이다. 이 때 유산을 자주 하게 되면 다른 때에 비해서 몸에는 안 좋은 영향을 더 미치게 된다. 진액이 충실해지기도 전에 소모되기 때문에 방로가 발생하는 것이다. 28세 이후에 유산을 한다면 그 이전보다는 덜 하겠지만 진액이 소모되는 것은 마찬가지이기 때문에 방로가 발생하고 여러 가지 질병을 유발하게 된다.

누구나 아기를 출산하면 산후조리를 잘해야 한다는 사실을 잘 알고 있다. 하지만 유산을 하면 그 사실을 숨기게 되고 몸 관리에 신경을 쓰지 않는 경우가 대부분이다. 유산은 출산보다는 덜하지만 몸에 무리가 가는 것은 마찬가지이기 때문에 유산 후 몸조리를 출산과 비교해서 절반 정도는 신경 써야 한다. 그렇게 하지 않으면 손발이 시리고 저리거나 팔다리에 힘이 없고 통증이 오는 등의 산후풍 증상이 심각해진다. 유산을 자주 하게 되면 진액이 마르면서 방로가 되고 그로 인한 병증이 발생하기가 쉽다는 사실을 잊지 말아야 한다. 여성의 방로를 예방하기 위해서는 유산을 하지 않거나 유산을 했다면 유산 후 관리를 철저히 하는 것이 중요하다.

제 5적, 담음 :
몸속에 무엇인가 뭉쳐 있다

지금까지 우리는 건강의 5적 중 네 가지를 살펴봤다. 병의 원인, 즉 병인이 발생했을 때 나오는 특징적인 증상들을 설명하고 병인을 발생시키는 특정한 습관이 '질병의 범인'임을 깨달았다. 이제 설명하려는 제 5적, 담음은 앞에서 살펴본 4가지 병인들과 비교해서 조금 다른 부분이 있다. 담음이 발생하는 원인은 바로 노권, 식적, 칠정, 방로이기 때문이다. 그래서 담음을 2차성 병인 혹은 속발성 병인이라고 한다.

동의보감에서는 10가지 병 가운데 9가지는 담(痰)이 원인이라고 말한다. 그렇다면 담(痰)이란 무엇일까? 인체에 존재하는 모든 진액들은 변화 과정을 거쳐 혈액이나 림프액처럼 인체에 유익하게 바뀌거나 몸 밖으로 배출된다. 그러나 우리 몸에 유용하게 쓰일 형태로 바뀌지 못한 진액들은 우리 몸속에 불필요하게 남게 된다. 이를 담음(痰飮)이라 한다. 보통 담음(痰飮)을 가래라고 하지만, 가래는 담음의 한 종류일 뿐이다. 즉 담음이란 우리 몸에 있는 여러 가지 진액 중에서 생리적인 기능을 수행하지 못하고 제대로 순환하지 못한 채 일정한 부위에 몰려 있는 것 혹은 그 상태를 이르는 말이다.

담음의 특징은 별 이유 없이 갑작스럽게 증상이 나타난다는 것이다. 인체의 어떤 부위에서든 담음(痰飮)으로 인한 통증은 생길 수 있고, 통증의 위치가 여기저기 옮겨 다니기도 한다. 갑자기 체중이 늘거나 줄어들어도 담음을 의심해봐야 한다. 담음은 보통 오랜 시간이 지나서 생기는 경우가 많고 증상이 천차만별이라 여간해서 구분하기 쉽지 않고 잘 낫지 않는다.

어지럽고 가슴이 두근거리고 숨이 차면 담음일 경우가 많다. 게다가 속이 메슥거리고 머리가 아프며 배에서 물 흐르는 소리가 나고 팔다리가 아프기도 한다. 한의학적으로 설명하자면 담음은 주로 울체(기혈이 한 곳에 뭉쳐 있는 상태)되어 생긴다고 볼 수 있다.

스트레스를 많이 받거나 하고자 하는 일이 잘 안 되거나 정신적으로 울화가 생기면 담음이 발생하기 쉽다. 음식 섭취가 부적절하거나 불규칙해도 발생하고 과로로 심신이 피로해도 화가 발생하는데 이런 화가 오래되면 모두 담음이 된다.

즉 담음은 앞에서 설명한 바와 같이 4가지 병인(노권, 식적, 칠정, 방로)으로 인해 나타나는 2차성 병인이다. 우리 몸속의 정상적인 진액이 끈적끈적해지고 뭉치는 원인이 바로 노권, 식적, 칠정, 방로 등의 병인 때문이라는 것이다. 그러므로 담음이 발생하는 습관은 담음 이전에 발생한 4가지의 병인을 살펴봄으로써 알 수 있다. 담음은 모든 습관들의 영향을 받는다.

체크리스트 4

담음에서 발생하는 증상들

☐ 1. 트림을 자주 한다.

☐ 2. 속이 메슥거리고 구역감이 있다.

☐ 3. 냉 대하증(여성의 질 분비물이 정상보다 많은 증상)이 있거나 고환
    주위에 습기가 찬다.

☐ 4. 어지럽다.

☐ 5. 이유 없이 가슴이 두근거린다.

☐ 6. 숨이 찬다.

☐ 7. 배에서 꾸르륵 소리가 날 때가 있다.

☐ 8. 속이 쓰리거나 신물이 올라온다.

☐ 9. 뒷목이 뻣뻣하다.

☐ 10. 마음이 불안하고 초조하다.

☐ 11. 편두통이 있다.

□ 12. 몸이 잘 붓는다.

□ 13. 아픈 곳이 여기저기 돌아다닌다.

□ 14. 손발이 저리거나 마비감이 있다.

□ 15. 눈이 침침할 때가 있다.

- -

1 ~ 5 개 건강에 특별한 이상이 있는 것은 아니지만 무리하지 않는
생활습관을 유지하도록 노력해야 한다.

6 ~ 10개 기와 혈이 몸속에서 원활하게 순환하지 않는 상태이므로
자신의 생활습관과 환경을 두루 살펴봐야 한다.

11개 이상 지금 당장 전문가와 상담하고 몸속에 기와 혈이 뭉치지
않도록 획기적인 변화와 처방이 필요하다.

트림을 자주 하고 속이 메슥거린다

담음이 있으면 음식물 소화가 잘되지 않아 트림을 하게 된다. 트림
과 함께 신물이 올라오거나 속이 메슥거리고 음식물을 토하는 경우
도 있다. 역류성 식도염이나 위염 또는 만성적인 소화불량 등도 담
음이 원인인 경우가 많다. 이런 경우 중완부위(배의 가운데 부분)를 눌
러보면 통증이 느껴진다.

어지럽다

빈혈이 있어도 어지럽고 혈압이 낮아도 어지럽고 귀에 이석증이 있어도 어지러운데, 아무리 검사를 해봐도 별다른 이상이 없는 경우가 있다. 어지러움은 원인을 짐작하기 어려운 증상이다. 그러나 어지러움은 담음이 원인일 가능성이 높다. 스트레스를 많이 받고 화가 쌓이면 담음이 발생하게 되고 담음이 머리로 올라가면 어지러워진다.

이유 없이 가슴이 두근거릴 때가 있다

운동을 심하게 하면 산소 요구량이 많아지면서 심장 박동수가 늘어난다. 스트레스를 받거나 화가 나도 교감신경이 항진되면서 심장 박동이 늘어난다. 그런데 별다른 이유 없이 가슴이 두근거린다면 그 원인을 담음으로 생각해볼 수 있다. 속이 많이 상하고 스트레스를 받아 칠정이 발생하면 담음이 만들어지고 담음이 심장으로 몰리면서 심장이 평소보다 두근거리게 된다. 이때 가슴속이 울렁거리면서 마음이 안정되지 못하고 잘 놀라는 증상이 생기기도 한다. 우울증이나 공황장애, 강박증 등 때문에 가슴이 두근거리는 증상이 있을 때 그 원인은 담음인 경우가 많다.

배에서 소리가 나고 속이 쓰리거나 신물이 올라온다

담음이 복부에 있으면 배고프지도 않은데 뱃속에서 꾸르륵 소리가 자주 난다. 배가 고파서 꼬르륵 소리가 나는 것과는 다르다. 담음이 있는 경우 위장에서 음식이 잘 내려가지 않고 반나절이나 하루 정도 소화되지 않고 머물러 있다가 신물을 토하게 된다. 토하지 않는 경우라도 신물이 명치끝을 자극하여 메슥거리고 가슴에서 통증이 느껴진다.

뒷목이 뻣뻣하다

뒷목이 뻣뻣한 증상을 항강(項强)이라고 한다. 대개 항강이 오면 목이 뻣뻣하여 잘 돌리지 못하고 몸을 움직이면 뒷목이 아프다. 과로하거나 스트레스를 많이 받거나 잠을 잘 못자는 경우에 발생한다. 항강증은 담음으로 인하여 목 주위의 기혈이 원활히 순환하지 않을 때 나타난다.

마음이 불안하고 초조하다

담음이 가슴에 머물면 심장이 벌렁거리며 불안하고 마음이 초조해진다. 불안하고 초조한 증상은 공황장애나 강박증 등에서 많이 나타난다. 치료하기 어려운 공황장애, 강박증, 우울증 등과 같은 질환들이 담음을 다스림으로써 완치되는 경우가 많다.

편두통이 있다

바쁘고 복잡한 일상을 살아가는 현대인들은 편두통을 앓는 경우가 많다. 편두통이 심하면 통증도 문제이지만 이와 더불어 어지럽거나 속이 메슥거리거나 눈이 빠질 것 같이 아프거나 뒷목이 결리는 증상이 함께 나타난다. 뇌혈류 순환제나 진통제 등을 먹으면 일시적으로 증상이 가벼워지기도 하지만 근본 원인인 담음을 치료해야 한다.

몸이 잘 붓는다

몸이 붓는 것을 부종(浮腫)이라고 한다. 부종과 함께 꼭 따라다니는 것이 비만이다. 부은 부위가 살이 되기도 하기 때문에 부종은 건강의 적이라고 할 수 있다. 부종은 노권, 식적, 칠정, 방로, 담음 등 모든 병인에서 나타날 수 있는 증상이다. 몸이 붓는다고 해서 무조건 이뇨제를 쓰는 방법은 근본적인 치료가 될 수 없다. 이뇨제는 신장에 무리를 줄 수 있으므로 다시 한 번 생각해봐야 한다. 반드시 병인을 살펴 그에 맞는 치료를 해야 한다.

아픈 곳이 여기저기 돌아다닌다

가슴에 담음이 있으면 갑자기 가슴과 등짝, 팔과 다리, 허리의 근육이 참을 수 없이 아프다가 계속해서 뼈와 인대가 당기며 아픈 증상이 반복된다. 통증이 가슴, 등, 팔, 다리 등으로 돌아다니면서 아픈 것 역시 담음이 원인이다.

손발이 저리거나 마비감이 있다

손발이 저리거나 마비감이 있는 증상은 노권과 담음 두 가지 때문
이다. 일을 많이 해서 노권이 되면 기운이 빠지고 피곤하며 혈액순
환에 문제가 생겨서 손발에 마비 증상이 나타난다. 담음이 있는 경
우 건강한 혈액순환에 지장을 주기 때문에 손발이 저리거나 마비
증상이 있다면 결코 가볍게 여겨서는 안 된다.

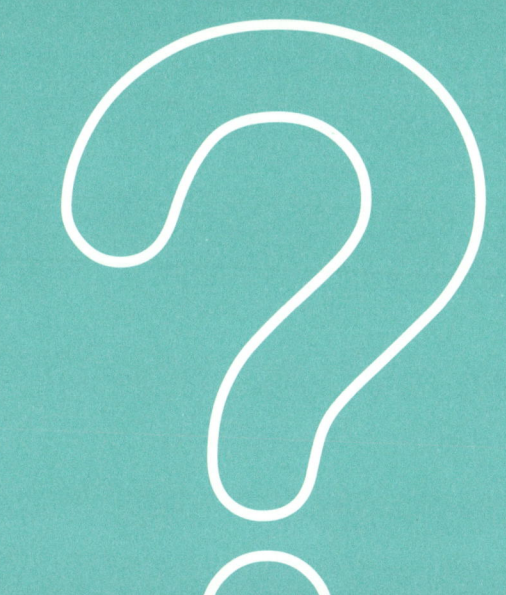

3장.
우리 몸은 답을 알고 있다

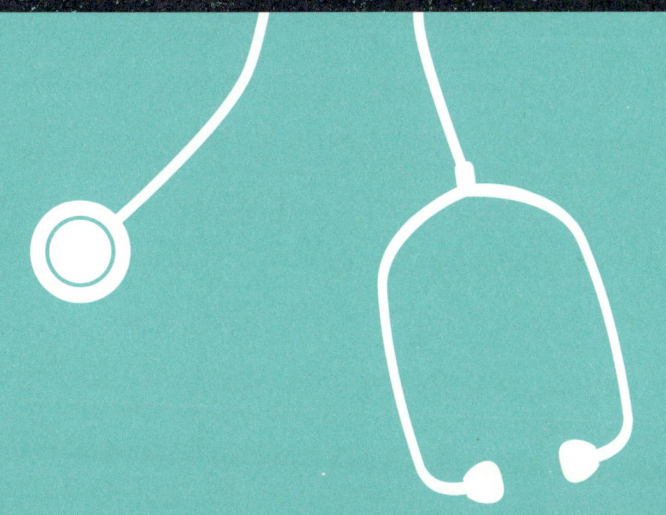

건강습관 1 :
제대로 씹어 삼켜야 한다

'식사법이 잘못되었다면 약이 소용없고, 식사법이 옳다면 약이 필요 없다.' 고대 아유르베다의 속담인데, 여기서 강조하고 싶은 것은 '무엇을 먹느냐'보다 '어떻게 먹느냐'이다. 사실 TV나 언론을 통해 수없이 보도되는 '우리 몸에 좋은 음식'들을 일일이 열거하기가 번거로울 정도다. 세계 유수 언론들도 잊을 만하면 '슈퍼푸드'라는 이름으로 몸에 좋은 식재료를 소개한다. 슈퍼푸드란 당분과 염분이 낮으면서 풍부한 영양소를 갖춘 음식들을 가리킨다. 미국의 〈타임〉지를 비롯한 각 언론들과 세계 유명 연구소들이 선정한 음식들을 살펴보면, 토마토, 블루베리, 시금치, 레드와인, 귀리, 브로콜리, 마늘, 녹차, 연어, 견과류 등이 있다(선정 주체에 따라 선정된 음식이 조금씩 다르다).

이런 음식들의 특징은 자연에서 얻은 재료로서 인공첨가물이 들어 있지 않다는 것이다. 특히 레드와인, 블루베리, 녹차 등에는 항산화물질이 많이 포함되어 있어서 우리 몸의 활성산소를 제거해주고 노화를 예방하는 데 도움을 준다. 오메가-3가 풍부한 연어와 견과류 역시 육류와 패스트푸드, 인스턴트식품과 달리 우리 몸에 좋은 지방을 함유하고 있어서 각광받고 있다. 즉 자연에서 얻은 음식물들은 조리 방법에 따른 차이는 있겠지만 대개는 우리 몸에 이롭다. 우리가 무엇을 먹을지 고민할 때 주의해야 할 사항은 너무 달거나, 짜거나, 맵거나, 기름진 음식을 피하는 것이다. 그리고 자연에서 얻은 음식을 있는 그대로 통째로 먹는 것이 좋다. 껍질이나 뿌리, 줄기라고 해서 굳이 제거할 필요가 없다. 오히려 열매나 식물의 껍질에는 항산화물질이 풍부한 경우가 많다.

그렇다면 어떻게 먹어야 할까? '꼭꼭 잘 씹어서 천천히 삼킨다.' 삼척동자도 아는 사실이지만 현대인들은 뭐가 그리도 급한지 5~10분 안에 밥 한 공기를 뚝딱 해치운다. 여기서부터 현대인들의 잘못된 건강습관이 시작된다. 절대로 '씹기'를 건강과 무관한 일이라고 무시하지 마라. 제대로 씹지 않는 데서 위장질환의 대부분은 시작된다. 현대인들이 많이 앓고 있는 위장질환은 속이 더부룩하고, 메스껍고, 신물이 넘어오고, 자꾸 체한 것만 같은 증상을 나타낸다.

각각 위궤양, 위염, 십이지장궤양, 역류성 식도염이란 이름으로 불리는데, 이런 질환들은 모두 너무 빨리, 너무 많이 먹기 때문에 생긴다. 그렇다면 왜 너무 빨리, 너무 많이 먹는 것일까?

천천히 꼭꼭 씹어 먹어라!

빨리 먹는 사람은 많이 먹는 경우가 대부분이며, 비만인 사람들의 상당수가 이런 식습관을 갖고 있다. 빨리 먹는 것이 건강에 안 좋은 이유는 무엇보다 제대로 씹지 않고 삼키기 때문이다. 제대로 씹지 않고 삼키면 음식물이 잘게 쪼개지지 않은 상태에서 위로 넘어간다. 게다가 침과 제대로 섞이지 않아 침으로 인한 화학적 분해 과정이 덜 이루어지게 된다. 그러면 위는 음식물을 분해하기 위해 더 많은 위액을 분비해야 하고 더 열심히 연동운동을 해야 하는 부담이 따르게 된다.

입에서 분비되는 침은 우리가 느끼고 맛 볼 수 있는 유일한 소화액인데, 다음과 같은 기능을 한다. 첫째, 입부터 식도를 거쳐 위까지의 표면을 적셔준다. 입과 식도가 적절하게 적셔진 상태일 때 음식물은 원활하게 위로 넘어간다. 기계에 윤활유가 없으면 작동하기 힘든 것처럼 입안이 건조해지면 음식을 씹거나 삼킬 때 곤란을 겪게 된다.

둘째, 살균 작용을 한다. 침의 살균 작용 덕분에 세균이 위장으로 들어오는 것을 1차적으로 방어해주고 염증을 가라앉히기도 한다. 동물들은 상처가 나면 상처 부위를 혀로 핥곤 하는데, 상처의 오염 물질을 제거하고 소독하기 위해서다. 침 분비가 원활하지 못하면 충치가 잘 생기기도 한다.

셋째, 탄수화물 소화에 중요한 역할을 한다. 따라서 탄수화물 섭취량이 많은 식사를 하고 있다면 더욱이 신경 써서 꼭꼭 씹는 습관을 들여야 한다. 그럼 언제까지 씹어야 할까? 쌀밥을 기준으로 하면 밥알이 온전히 느껴지지 않을 때까지 씹어야 한다(최소 30번 이상 씹어야 한다). 밥을 계속 씹다 보면 단맛이 느껴지곤 하는데, 침과 탄수화물이 잘 섞여 단맛이 느껴질 정도로 분해되었기 때문이다. 음식을 천천히 먹어야 한다는 것은 많이 씹어야 한다는 것과 같은 말이다.

음식물이 침과 천천히 섞이도록 씹는 것이 중요한 이유는 또 있다. 음식을 빨리 먹는 사람은 대개 많이 먹는 경향이 있다. 그들은 왜 미련하게 자신의 위가 가진 용량을 초과해서 많이 먹는 것일까? 일반적으로 뇌의 식욕중추는 음식을 먹기 시작한 뒤 20분 정도는 지나야 포만감을 느낀다. 만약 10분 만에 식사를 끝낸다면 아무리 먹어도 배가 부르다는 것을 느끼지 못한다. 그러다 보면 위의 적정 용량을 초과해서 과식하게 되고 급하게 들어온 음식물을 소화시키기 위해서 위에는 과부하가 걸린다.

버려야 할 식습관	바람직한 식습관
10분 이내에 식사를 끝낸다	음식을 음미하며 30분 이상 식사한다
음식물을 10번 이상 씹지 않는다	음식물을 30번 이상 씹고 삼킨다
배가 부르다는 느낌이 들 때까지 먹는다	배가 약간 덜 찼다 싶을 때 식사를 멈춘다
저녁 회식이 잦고 야식을 즐겨 먹는다	취침 전 4시간 동안에는 가급적 먹지 않는다
매 끼니 먹는 음식량이 다르다	끼니마다 적당한 양을 비슷하게 먹는다
아침을 거르고 점심과 저녁을 많이 먹는다	아침과 점심 식사를 거르지 않는다
인스턴트식품, 패스트푸드를 즐겨 먹는다	자연에 가까운 음식을 즐겨 먹는다

위에게 쉬는 시간을 허락하라!

우리 몸은 생명을 유지하기 위해서 끊임없이 숨을 쉬고, 심장을 박동시키고 혈액을 순환시키며, 영양소를 섭취하고 흡수해야 한다. 그러나 호흡기나 순환계에 비해 소화기는 음식이라는 이물질 때문에 피로도가 크다. 한 번의 식사로 섭취한 음식물이 입, 식도, 위, 소장, 대장을 거치는 데 최소 8시간 정도 걸린다. 음식물이 위에 머무는 시간도 최소 2~3시간 정도 걸린다. 그런데 우리는 4~5시간마다 식사를 하는 것도 모자라 여러 가지 간식과 커피나 음료수 등을 섭취한다. 결국 우리 위는 하루 종일 일하고 있다고 해도 과언이 아니다.

위의 건강을 위해서는 몸에 좋은 음식을 끊임없이 먹는 것보다 위의 휴식시간을 보장해주는 것이 중요하다. 너무 많은 음식물이 위에 오랫동안 머물게 되면 위액이 과다 분비되어 위벽을 상하게 하고, 위는 과도한 에너지를 소모하여 우리 몸은 피곤함과 무력감을 느끼게 된다. 우리는 위를 혹사시켜서는 안 된다.

위의 휴식시간을 보장해주는 가장 좋은 방법은 바로 저녁 식사를 일찍 끝마치고 되도록 자기 전에는 위에 부담을 주는 음식물을 섭취하지 않는 것이다. 현대인들은 1일 칼로리 섭취량 중 50% 이상을 저녁 이후에 섭취하곤 하는데, 이것은 매우 심각한 문제다. 직장인들이 잦은 회식과 야근으로 인해 밤늦게까지 음식물을 섭취한다면 잠을 자는 동안에도 위는 음식물을 소화시키기 위해 운동을 해야 한다. 아침에 밥맛이 없거나 전혀 공복감을 느끼지 못하거나 심지어는 위에 음식물로 가득차 있는 경우가 있는데, 이는 반드시 물리쳐야 할 나쁜 습관이다. 늦은 시각의 음식물 섭취는 그 다음날 아침을 거르는 주요 원인이 된다.

그럼 어떻게 해야 할까? 위에 음식물이 머무는 시간을 살펴보면, 과일이나 채소류는 1~2시간, 탄수화물은 2~3시간, 육류는 4시간 정도 걸린다. 즉 저녁식사는 취침하기 4시간 전에 끝내야 하며, 과일이나 음료 등도 되도록 취침하기 1시간 전에 섭취를 끝내는 것이 좋다. 만약 밤늦게까지 음식물을 섭취하여 위에 음식물이 머문 상태로 잠이 든다면, 위 속에는 소화되지 못한 음식물이 그대로 남아 독소를 발생시키게 된다.

건강습관 2 :
먹은 음식물은 24시간 이내에
몸 밖으로!

우리가 먹은 음식물은 소화와 영양분 흡수 과정을 거쳐 마침내 대장에 이르게 된다. 대장의 전체 길이는 평균 1.5미터 정도 되는데, 5~10센티미터의 맹장부터 약 1.3미터의 결장, 15센티미터의 직장, 그리고 항문으로 이어진다. 소장에서 흡수되지 않고 남은 음식물의 찌꺼기, 그리고 장내세균의 사체 덩어리, 약간의 수분 등이 모여 대장을 거치면서 대변으로 만들어지고 항문을 통해 배출된다.

대장에 머물러 있는 음식물 찌꺼기는 가능한 한 빨리 배출되는 것이 좋다. 왜냐하면 영양분 흡수가 끝난 음식물 찌꺼기는 대장에 오래 머물러 있으면 음식물에 포함되어 있는 발암물질이나 부패한 영양소가 대장의 점막과 그만큼 오래 접촉하게 되고 안 좋은 영향을 미칠 수밖에 없다. 우리가 흔히 '변비'라고 부르는 증상은 질병이라고 하기엔 심각하지 않지만 장기간 지속된다면 대장의 건강 상태를 악화시킬 수 있다. 대장에서는 음식물의 흐름이 소장에 비해 느리게 진행되는데, 그러다 보니 대장의 점막을 자극하고 각종 질병을 유발하는 것은 아닐까? 영양분 흡수가 진행되는 소장에서는 음식물이 빠르게 지나가는데, 그렇기 때문인지는 몰라도 소장에는 암이 거의 생기지 않는다.

우리가 먹은 음식물은 우리 몸에 필요한 영양분의 공급원이 되기도 하지만 입과 항문 사이에 있는 소화기관을 지나간다는 측면에서 보면 이물질이기도 하다. 식도와 위, 소장과 대장 등은 우리 몸속에 자리잡은 장기이지만 사실은 '내부이자 외부'인 셈이다. 소화와 흡수 과정을 거치면서 이물질인 음식물은 끊임없이 소화기관의 점막과 접촉할 수밖에 없고 어떤 식으로든 영향을 미치게 된다. 그래서 우리가 먹는 음식을 최대한 빨리 몸 밖으로 배출하지 못하면 각종 부작용을 겪게 된다.

결국 이물질을 우리 몸 밖으로 빨리 배출하는 건강한 습관을 들여야 한다. 소화와 흡수 과정을 마친 음식물 찌꺼기는 대장을 거치는 시간까지 합쳐 24시간 이내에 몸 밖으로 배출되는 것이 좋다.

잘 먹고 잘 싸는 법

배변은 규칙적인 것이 좋다. 아침식사를 마친 후 30분 정도 지나고 나서 배변을 한다면 최고의 배변습관이라 할 수 있다. 아침부터 저녁까지 섭취한 음식물은 다음날 아침에 대변으로 배설되는 것이 가장 이상적인데, 밤늦게까지 활발히 활동하는 현대인들에게는 매우 어려운 일이다. 그러나 가능한 한 아침 식사 후 배변하는 습관을 들여야 장에 대변을 담아두고 생활하는 불상사를 피할 수 있다.

소장에서 영양분이 흡수된 뒤의 찌꺼기는 보통 70~80퍼센트의 수분으로 이루어져 있는데, 나머지 20~30퍼센트는 장내세균의 사체, 식이섬유, 소화되지 않은 음식물, 지방성분 등이다. 대변의 형태와 색깔, 냄새 등은 우리가 무엇을 먹었느냐에 따라 달라진다.

가장 이상적인 변의 색깔은 황토색이나 갈색이며, 형태는 바나나처럼 한 덩어리로 이어져 있어야 하며, 적당한 수분을 함유하고 있어 단단하지 않아야 한다. 70~80퍼센트가 수분이라면 대변은 부드러울 수밖에 없다. 원활한 배변활동을 위해서는 식단에 섬유질이 풍부한 음식들이 많아야 한다. 채소류(우엉이나 무 같은 뿌리채소), 해초류, 버섯류, 콩, 현미 등에 섬유질이 풍부한데, 이것들은 소화되거나 흡수되기 어려운 것들이다. 식이섬유는 장을 지나면서 수분을 흡수하고 그 부피를 키우기 때문에 변비에 걸리지 않도록 도와준다.

반대로 나쁜 상태의 변은 크게 두 가지로 나눌 수 있다. 우선 수

나쁜 배변 습관	좋은 배변 습관
자기 전에 위를 비운 상태로 잠 든다	밤늦게까지 야식을 즐겨 먹는다
공복인 상태에서 아침식사를 한다	아침에 식사를 거른다
아침식사를 마친 뒤에 배변한다	배변이 불규칙하다
바나나 모양의 대변을 본다	변비가 심하고 변의 모양이 불규칙하다
식이섬유가 풍부한 식사를 한다	동물성 단백질의 섭취가 많다
긍정적인 마음상태를 유지한다	스트레스가 많고 생활이 불규칙하다

분이 90퍼센트 이상인 설사나 진흙변이다. 동물성 단백질이나 지방이 많은 음식물을 많이 섭취했을 때, 이를 소화시키기 위한 담즙이 제대로 분비되지 않아 나타나는 현상이다. 변의 색깔 또한 검은색이거나 붉은색을 띤다면 위장의 건강상태를 의심해봐야 하며 바로 정밀 검사를 받아야 한다. 이와 달리 수분이 50퍼센트 미만일 경우에는 대변이 토끼똥처럼 방울져 나오게 된다. 2~3일에 한 번씩 대변을 보는 경우에 흔하게 나타나며, 대변이 오랫동안 장에 머물게 되므로 아랫배가 항상 뭔가 차 있는 듯하며, 피부 트러블이 생기는 경우도 많다(음식물 찌꺼기에서 발생한 독소가 장의 점막을 통해 흡수되어 혈액을 타고 흘러 피부에서 문제를 일으키는 것이다).

건강습관 3 :
짜게 먹지 마라!

현대인들이 나이를 들면서 가장 많이 고생하는 질환 중 하나가 고혈압이다. 고혈압 약은 한 번 먹으면 끊기 어렵다고 하지만 과연 처방약만이 능사일까? 고혈압은 스트레스나 흡연, 음주, 콜레스테롤과 지방 함량이 높은 식사, 과로 등에 의해 생기기도 하지만 나이를 들면서 조금씩 혈압이 높아지는 경향이 있음을 이해해야 한다.

이 외에도 우리가 간과하기 쉬운 고혈압의 원인으로는 짠 음식의 지나친 섭취가 있다. 혈압의 상승을 억제하기 위해서는 염분의 과도한 섭취에도 주의해야 한다. 염분을 과잉 섭취하면 염분의 농도를 완화하기 위해 심장은 더 많은 혈액을 혈관으로 내보내게 되고, 혈관벽에 흡수된 소금은 혈관을 질긴 가죽처럼 단단하게 만든다. 혈관이 단단해지면 부드럽게 신축할 수 없어 혈액이 원활히 흐르지 못한다. 그 때문에 심장은 혈액을 온몸으로 내보기 위해 더욱 혈압을 높이게 되는 것이다.

염분의 주성분인 염화나트륨은 체내에서 칼륨과 균형을 일정하게 유지하는데 염분을 다량 섭취하면 염화나트륨과 칼륨의 균형이 깨지고, 증가한 나트륨은 혈관 세포를 자극하여 혈압을 상승시킨다. 짠 음식을 먹으면 자꾸 물을 마시게 되는 것도 물로 염분 농도를 낮춰서 칼륨과의 균형을 회복하기 위해서이다. 그래서 심장이나 혈관에 부담을 주지 않기 위해서는 염분을 지나치게 섭취하지 않아야 한다.

그럼 어느 정도의 염분 섭취가 적당할까? 건강한 성인의 경우 염분의 1일 섭취 제한량은 10그램 미만이고, 고혈압 증상이 있는 사람은 6그램 이하로 줄여야 한다(세계보건기구의 1일권장 염분섭취량은 5g이며, 한국인의 1일평균 염분섭취량은 15g이다). 물론 매번 조리할 때마다 소금의 양을 잴 수는 없기에 항상 조금 싱겁다고 느낄 정도로 조리하는 편이 좋다. 최근에는 메뉴에 칼로리나 염분량을 표시하는 경우가 많고 각종 인스턴트식품에도 염분 함량이 표시되어 있으니 확인하는 습관을 들여야 한다.

짠맛에 오랫동안 길들여진 사람이라면 소금 대신에 레몬이나 식초로 신맛을 가미하거나 소금과 간장으로 맨 마지막에 맛을 내면,

입에 넣는 순간 적당히 짠맛을 느낄 수 있다. 생선이나 고기를 구울 때에도 양념장에 너무 오래 담그지 않아야 하고 소금을 살짝 뿌려서 섭취하는 것이 좋다.

짜게 먹는 사람은 칼륨 섭취를 늘려라

짜게 먹는 습관을 도저히 포기할 수 없는 사람이라면 '과도한 염분을 없애주는 그런 식품은 없을까'라고 생각할 것이다. 염분을 완전히 없애주지는 않지만 '조금 많은 염분'을 섭취한 경우에 도움을 주는 음식들이 있다. 염화나트륨이 칼륨과의 균형을 유지하려고 한다는 점을 고려해보면, 염화나트륨과 칼륨을 함께 섭취하는 것도 한 방법이 될 수 있다. 칼륨을 다량 함유한 식품으로는 시금치, 감자, 콩, 파슬리 등이 있다.

짜게 먹는 사람은 수용성 식이섬유 섭취를 늘려라

칼륨 이외에 수용성 식이섬유가 풍부한 음식을 많이 먹으면 나트륨 흡수를 억제하고 혈압을 낮추는 효과가 있다. 수용성 식이섬유는 주로 감자와 콩, 채소류에 많이 들어 있다. 수용성 식이섬유 중에서도 알긴산이 특히 나트륨을 억제하는데, 알긴산은 미역이나 다시마 같은 해조류에 풍부하게 들어 있다.

칼륨이 풍부한 식품

파슬리	1000밀리그램
쑥	890밀리그램
아보카도	720밀리그램
시금치	690밀리그램
참마	590밀리그램
은행	580밀리그램
삶은 콩	570밀리그램
토란	560밀리그램
샐러리	410밀리그램

*100그램 당 함유량

수용성 식이섬유가 풍부한 식품

마늘	3.7그램
우엉	2.7그램
청국장	2.3그램
아보카도	1.7그램
양배추	1.4그램
당근	1.0그램

*100그램 당 함유량

건강습관 4 :

몸 속의 활성화산소를 줄여라!

인간을 비롯한 모든 동물은 노화의 과정을 거쳐 생명을 다하고 죽음에 이르게 된다. 노화의 과정은 어떤 생활 습관을 가지느냐에 따라 사람마다 그 속도가 조금씩 다르다. 우리가 '나이보다 젊어 보이는 외모와 건강' 혹은 '나이보다 늙어 보이는 외모와 건강' 상태를 띠는 것은 바로 습관의 영향 때문이다.

그럼 우리의 몸에서 일어나는 노화의 과정은 구체적으로 무엇일까? 피부의 상태를 보자면, 피부의 탄력이 떨어지고 주름이 패이며, 윤기를 잃어가게 된다. 혈관으로 따지자면, 혈관 내벽에 각종 노폐물이 쌓여 혈관이 좁아지며 경직된다. 세포의 차원에서 살펴보면, 세포의 재생과 교체가 쉽게 일어나지 않게 된다.

노화를 좀더 생물학적으로 다르게 설명하면 우리 몸 안에 활성산소가 늘어나는 상태라고 말할 수 있다. 그렇다면 활성산소는 무엇일까? 우리가 숨을 들이마시면 산소가 폐를 통해 혈관을 타고 우리 온몸의 세포단위까지 전달된다. 이렇게 전달된 산소는 체내 여러 대사과정에서 산화되고 불안정한 상태가 된다. 즉 공기 중의 산소는 안정된 분자 구조를 갖추고 있지만 체내 대사과정에서 쓰이고 난 산소는 불안정한 상태로 남게 되는데, 이것을 활성산소라고 한다. 이 활성산소는 생체 조직을 공격하고 세포를 손상시키기 때문에 유해산소라고도 한다. 활성산소는 자동차 엔진에서 연소된 후 배기되는 가스와 같다.

활성산소는 우리가 호흡하는 산소와는 완전히 다른 불안정한 상태이다. 활성산소는 꼭 호흡을 통해 들어온 산소가 대사과정을 거쳐 만들어지는 것만은 아니다. 각종 환경오염물질, 합성화학물질, 대기오염, 흡연, 햇빛의 자외선을 통해서도 만들어진다. 그리고 우리가 스트레스를 받거나 심지어 격렬한 운동을 해도 체내에서 활성산소가 만들어질 수 있다. 이렇게 만들어진 활성산소는 몸속에서 산화작용을 일으켜 세포막이나 DNA를 비롯한 세포 구조를 손상시키고 경우에 따라 세포가 제 기능을 잃거나 변질된다.

격렬한 운동을 하면 왜 활성산소가 발생할까? 자신이 가진 운동 능력의 80% 이상을 발휘하면 운동 후에 근육통을 앓게 된다. 근육통이란 체내에서 피로물질인 젖산이 축적되기 때문에 생기는데, 이런 경우에 활성산소가 발생한다. 활성산소가 발생하지 않는 운동법은 근육통이 생기지 않을 정도로 가볍게 운동하는 것이다. 매일 격렬한 운동을 하기보다는 2~3일 정도의 간격으로 1시간 내외로 가볍게 운동하는 것이 좋다.

활성산소의 폐해는 여기서 그치지 않는다. 활성산소는 노화의 직접적인 원인이면서 각종 암이나 질병의 원인이 되기도 한다. 몸속에 있는 활성산소는 체내의 여러 아미노산을 산화시켜 단백질의 기능 저하를 초래하고 핵산을 손상시키기 때문이다. 현대인이 앓고 있는 질병 중 상당수가 활성산소와 관련이 있다고 알려져 있다. 대표적으로는 각종 암, 당뇨병, 동맥경화·뇌졸중·심근경색증 등을 비롯한

활성산소를 만드는 습관	활성산소를 없애는 습관
격렬한 운동을 자주 한다	가벼운 운동을 1시간 정도 한다
담배를 피운다	담배를 피우지 않는다
스트레스를 자주 받고 쌓아둔다	스트레스는 그때그때 푼다
공기가 좋지 않은 곳에서 주로 활동한다	맑은 공기를 자주 쐰다
과일이나 채소를 잘 섭취하지 않는다	녹황색 채소와 과일을 즐겨 먹는다

혈관질환, 간염과 신장염, 파킨슨병, 자외선과 방사선에 의한 질병 등이 있다(활성산소는 강한 살균작용이 있어서 우리 몸에 침입한 이물질이나 병원체를 제거하기도 한다).

결국 노화와 질병을 막고 건강하게 살기 위해서는 활성산소의 발생을 최대한 줄이고 체내에 있는 활성산소를 없애는 습관을 만들어야 한다. 물론 그 해답은 활성산소를 유발하는 습관을 멀리하는 것이다. 그 이외에도 활성산소를 없애주는 물질인 항산화물질을 섭취하면 좋은데, 비타민 C와 비타민 E, 베타카로틴, 폴리페놀 성분 등이 그 역할을 한다. 주로 녹황색 채소와 과일에 항산화물질이 풍부하게 들어 있다. 딸기, 포도, 사과 등을 규칙적으로 섭취하면 항산화물질을 공급받을 수 있다.

항산화물질은 특정 음식에만 들어 있다기보다는 주변에서 얻을 수 있는 많은 식물에 포함되어 있다. 녹차에 든 카테킨, 와인, 카카오에도 항산화물질이 들어 있으며 콩이나 청국장에도 이소플라본이라는 항산화물질이 들어 있다. 즉 비타민 C, 비타민 E, 베타카로틴, 폴리페놀 등이 풍부한 식재료라면 항산화작용을 하는 물질이 들어 있다고 생각하고 골고루 섭취하는 것이 좋다.

건강습관 5 :
운동보다는 활동을 하라!

심장병을 예방하기 위해 몸에 좋다는 조깅을 20년 이상 해왔다는 '조깅 예찬론자' 짐 픽스는 52살이라는 젊은 나이에 사망했다. 그것도 심장마비로! 우리는 모두 운동이 건강에 좋다는 사실을 알고 있지만 어느 정도 해야 하는지에 대해서는 잘 모른다. 근육을 우람하게 만들어야 하는 경우가 아니라면 결코 우리 몸이 버거울 지경까지 운동을 해서는 안 된다. 과도한 운동 역시 질병의 원인인 노권(勞倦)의 일종이다. 지나친 운동은 자신의 몸을 학대하는 것과 같다. 격렬한 운동을 오랫동안 해온 스포츠 선수들이 의외로 세상을 일찍 떠나는 경우가 많은데, 이와 무관하다고 할 수 없다. 적절하게 움직이면 긴장을 완화시키고 스트레스를 해소해주지만, 몸이 극도로 스트레스를 받는 운동을 계속한다면 스트레스 호르몬을 분비시키고 다량의 활성산소를 발생시킨다.

격렬한 운동 과정에서 만들어지는 활성산소는 노화의 원인이 되기도 한다. 무리하지 않는 운동에는 걷기, 가벼운 조깅, 요가, 에어로빅, 스트레칭 등이 있다. 이런 운동은 10분 이상 지속적으로 몸을 움직임으로써 우리 몸에 적당한 활력을 제공한다. 일주일에 5시간 이상만 걸어도 심장마비에 걸릴 확률은 절반으로 줄어든다는 하버드 의과대학 맨손 박사의 연구 결과만 보더라도 우리는 자신의 몸을 혹사시키면서까지 무리하게 운동할 필요가 없다.

그 중에서 가장 좋은 운동은 공기가 맑은 곳에서 바른 자세로 걷는 것이다. 오르막길과 내리막길을 바른 자세로 약간 숨이 가쁜 상태로 걷는다면 이보다 더 좋은 운동은 없다. 절대 무리해서 뛸 필요

바람직한 운동 습관	몸에 해로운 운동 습관
전신을 활용한다	특정 부위의 관절과 근육을 많이 쓴다
다음날 상쾌하게 일어날 정도로 한다	다음날 일어나기 힘들 정도로 한다
하루 30분 정도 꾸준히 한다	일주일에 한 번 격렬하게 한다
심박동에 무리를 주지 않는다	심박동에 무리를 준다
적당한 햇빛, 맑은 공기 속에서 한다	도심 한복판이나 실내에서 한다

가 없다. 뛰다 보면 무릎이나 발목 부상, 족저근막염 등이 생길 수 있다. 만약 몸에 힘이 부칠 정도가 되면 적당한 곳에서 쉬어야 한다.

그러나 운동보다 더 중요한 것은 생활 속에서 얼마나 몸을 쓰는 활동을 하느냐이다. 세계적인 장수촌에 사는 사람들이 건강을 위해 특별한 운동을 한다고 생각하는가? 절대 그렇지 않다. 그들은 긍정적인 마음으로 텃밭을 가꾸거나 땔감을 구하거나 집을 청소하는 일상적인 활동을 매일 찾아서 한다. 미국 워싱턴 대학의 레빌 박사는 이렇게 말한다. "활동을 전혀 하지 않는 사람보다 활동을 많이 하는 사람이 건강하게 살 확률은 2배 이상 높다."

그 중에서도 가장 건강에 좋은 활동은 텃밭에서 흙을 만지며 자연의 햇빛을 받고 신선한 공기를 호흡하는 것이다. 작물을 가꾸는 과정을 통해 수확의 기쁨도 느끼고 생명에 대한 소중함도 마음에 간직할 수 있기 때문이다. 그래서일까? 세계적인 장수 마을은 모두 농촌이나 어촌, 산골 마을에 자리 잡고 있다. 자연의 일부로서 자신의 몸을 움직인다는 것은 더 없이 소중한 일이다.

몸소 가꿀 텃밭이 없는 도시에서는 어떻게 해야 할까? 나무가 있는 가장 가까운 곳에서 가볍게 산책을 하거나 흙이 있는 공간에서 게이트볼이나 배드민턴과 같은 소소한 운동을 하면 된다. 자연의 공기를 호흡하면서 야외활동을 꾸준히 한다면 우울증과 같은 마음의 병도 걸릴 틈이 없다. 야외활동이 어려운 경우에는 실내에서라도 청소나 빨래, 설거지, 정리와 같은 활동을 해야 한다. 집안을 깨끗이 하고 보기 좋게 정돈하는 일은 육체적 건강뿐만 아니라 정신적 건강에도 도움을 준다. 결코 시시하고 볼품없는 일이 아니라 자신의 건강을 돌보는 소중한 일이다.

자신의 의지대로 몸을 움직일 수 있다는 것 자체를 축복으로 받아들여야 한다. '사람은 움직일 수 있는 한 죽지 않는다'라는 말이 있다. 몸을 움직이지 못하는 순간 우리의 생명은 끝이 난다. 움직일 수 있을 때 마음껏 활동하자! 그것이야말로 건강의 증거이며 건강의 선순환 구조를 만드는 일이다.

건강습관 6 :

체온을 따뜻하게 유지하라

세계적인 면역학 학자인 아보 토오루 박사는 '체온이 1도 내려가면 면역력은 37퍼센트, 체내 효소의 기능은 50퍼센트로 뚝 떨어진다' 고 말한다. 건강한 사람의 체온은 평균 36.5도인데, 36.0~37.0도까지는 정상 범위로 간주할 수 있다. 하지만 이보다 체온이 낮다면 자신의 몸에 이상이 있다는 신호이다. 정상적인 사람은 교감신경이 적절히 자극받고 대사가 항진되기 때문에 순환하는 혈액의 양도 증가하여 체온이 올라가며 적정 수준을 유지한다. 따라서 체온이 정상이거나 약간 높다는 것은 바쁘고 활기차게 잘 살고 있다는 건강지표가 된다.

만약 정상적인 체온보다 낮다면 우리 몸에서는 어떤 일이 벌어질까? 설탕을 예로 들어보자. 설탕은 뜨거운 물에서는 금방 녹지만 차가운 물에서는 잘 녹지 않는다. 이와 마찬가지로 우리 몸 속 대사산물(체내 대사활동의 결과로 만들어진 물질로서 글리코겐, 아미노산, 콜레스테롤 등)도 정상적인 체온에서는 체액이나 혈액 속에 녹아 있는데, 체온이 낮아지면 대사산물이 잘 용해되지 않는 상태가 되어버린다. 여러 가지 대사산물이 몸 속에서 잘 용해되지 않은 상태로 남아 있으면 각종 질병의 원인이 된다. 체온이 낮으면 말초혈관이 수축되어 혈액순환 장애가 일어날 수 있다.

요즘에는 조금만 덥다고 느껴지면 에어컨을 습관적으로 작동시키는 경우가 많은데, 더욱 주의해야 한다. 예컨대 한여름에 에어컨 때문에 20도 이하의 차가운 바람에 계속 노출되어 몸이 차가워지면 그것만으로도 신체 기능이 저하될 수 있다. 원래 인간의 몸은 수분 섭취나 땀 배출 등을 통해 체온을 조절하는 기능을 갖추고 있다. 아무리 더운 여름일지라도 바깥 기온보다 지나치게 낮은 온도로 낮추는 것은 바람직하지 않다.

지나친 냉방 외에도 냉장고에서 갓 꺼낸 차디찬 음료를 벌컥벌컥 마시는 것도 좋지 않은 습관이다. 이것도 몸을 차갑게 만드는 원인이 될 수 있다. 주스나 우유, 과일 등은 냉장고에서 꺼낸 다음 어느 정도 실온으로 돌아온 뒤에 먹는 것이 좋다. 냉장고에서 바로 꺼낸 차가운 음료와 음식을 먹으면 위 점막의 온도가 순식간에 내려가게 되고 자연히 위의 정상적인 소화활동에 방해가 될 수 있다.

한의학에서 말하는 사상체질에 따라 음식 중 차가운 성질의 것, 따뜻한 성질의 것을 가려 먹을 수 있다면 좋겠지만 굳이 그렇게까지 할 필요는 없다.

또 담배를 피우는 습관도 체온을 떨어뜨리는 주요 원인이 된다. 사람들은 흔히 담배를 피우면 기관지와 폐에만 영향을 미친다고 생각하지만 그렇지 않다. 담배를 오랫동안 많이 피워온 사람들을 살펴보면 안색이 어둡고 몸이 찬 사람이 많다. 그것은 오랜 흡연으로 인해 혈액순환 장애가 일어났기 때문이다.

체온을 낮추는 습관	체온을 따뜻하게 하는 습관
여름철 에어컨을 강하게 가동시킨다	아무리 더워도 실내 온도를 적정하게 유지한다
냉장고에서 차가운 음료를 꺼내 바로 마신다	가능하면 상온의 음식을 먹는다
목, 발목, 손목의 보온을 신경쓰지 않는다	목, 발목, 손목의 보온에 항상 신경 쓴다
담배를 피운다	담배를 피우지 않는다
운동을 거의 하지 않는다	요가, 걷기, 가벼운 조깅을 규칙적으로 한다

담배의 주 성분 중 니코틴은 혈관을 수축시키는 작용을 한다. 혈관이 수축되면 혈액 공급량이 줄어들고 혈액이 산소를 몸 구석구석까지 운반하지 못하게 되므로 몸이 항상 산소 부족 상태에 놓이게 된다. 이뿐만이 아니다. 발암성 물질인 타르가 일산화탄소를 발생시키므로 혈액의 산소 운반은 점점 방해받는다. 결국 흡연은 혈액의 원활한 흐름을 가로막고, 산소의 운반을 저해하므로 우리 몸을 노화시키고 병들게 한다.

체온을 올리기 위해서는 목과 손발목 등 체온 손실이 큰 부위를 따뜻하게 하는 것이 좋다. 반신욕도 규칙적으로 하면 체온을 올리는 데 큰 도움이 된다. 체온을 올리기 위해서는 운동도 반드시 해줘야 한다. 사람의 근육 중 2/3가 하반신에 몰려 있으므로 하반신 근육을 활발히 움직여주면 체온은 저절로 올라간다. 운동을 싫어하는 사람이라면 가까운 거리는 반드시 걸어다니고 엘리베이터보다는 계단을 이용하며, 청소와 설거지 같은 집안 일을 몸소 하면 좋다.

건강습관 7 :

근심과 걱정은
바로 털어내고 웃어라!

근심과 걱정, 분노는 마음의 건강을 갉아먹는 암적인 존재다. 문제
는 부정적인 감정은 우리 몸에도 악영향을 미친다는 것이다. 근심
과 걱정, 분노가 생기면 교감신경과 부교감신경이 조화를 이루는 것
이 아니라 교감신경이 우위에 서게 되고 자율신경계의 균형이 무너
진다. 앞서 살펴본 것처럼 일을 하거나 공부할 때는 교감신경이 우
위인 상태에서 긴장하고 집중해야 하지만 휴식을 취하거나 잠을 자
야 할 시간이 되면 자연스럽게 부교감신경이 우위에 서고 온몸이
느슨하게 풀어져야 한다. 하지만 어떤 이유에서든지 하루 종일 근
심과 걱정, 분노에 사로잡혀 계속 신경이 곤두선 상태를 유지한다
면 건강에 이상이 생기게 된다.

교감신경이 우위에 있을 때는 맥박이 빨라지고 혈압과 혈당이 상승하는데, 이는 자연스러운 현상이다. 하지만 이런 상태가 휴식을 취할 때도 계속 이어지면 곤란해진다. 교감신경이 계속 긴장된 상태에 있으면 근육이 뭉치거나 어깨결림이 생기고 심하면 근육경련, 딸꾹질이 일어날 수도 있다. 맥박이 빨라지고 호흡도 가빠지며 혈압도 정상보다 높아지게 된다. 불면증, 공황장애, 자가면역질환 등도 교감신경의 지나친 우위 때문에 나타날 수 있다.

근심과 걱정은 주로 과거에 일어난 일, 앞으로 일어날 부정적 상황에 대한 두려움 때문에 생긴다. 근심과 걱정을 없애는 가장 좋은 방법은 '지난 일은 잊어버리는 것'이고, 앞으로 일어날 일 중에서는 자신이 해결할 수 있는 일만 대응하고 자신이 해결할 수 없는 일은 신경 쓰지 않는 것이다. 예를 들면 '내일 비가 오면 어쩌지?'라는 걱정은 자신이 해결할 수 있는 범위 밖에 있으므로 걱정할 필요가 없다. 자신이 통제할 수 없는 일은 과감히 잊어버려야 한다.

결국 근심과 걱정은 모두 쓸데없는 일이다. 지난날의 잘못 때문이라면 과거의 일이므로 아무리 고민해도 '없었던 일'이 될 수 없다. 그러니 잊어버리자. 앞으로 일어날 일 때문에 근심과 걱정이 있다면, 앞으로 닥칠 그 상황을 자신이 바꿀 수 있는지 없는지만 생각해 보면 된다. 자신이 바꿀 수 있는 일이라면 적극적으로 노력해서 바꾸면 되지만 자신의 통제 범위 밖에 있다면 과감하게 잊어버리자.

즉 자신이 할 수 있는 일, 바꿀 수 있는 일에만 집중하면 된다.

　부정적인 생각이나 감정이 엄습해올 때 그것을 떨쳐버리려고 할수록 그 생각에 사로잡히게 된다. 이때는 그것을 억지로 물리치려 하기보다는 좀더 긍정적인 생각이나 활동으로 대체하는 것이 훨씬 더 효과적이다. 예를 들어 '코끼리를 생각하지 말자' 하면 할수록 코끼리 생각에 사로잡히게 되는데, 이때 코끼리 대신 기린을 떠올려보면 자연스럽게 코끼리 생각은 사라지게 된다. 아울러 가만히 있는 것보다는 가벼운 산책을 하거나 운동, 취미활동을 함으로써 부정적인 생각이나 감정을 떨쳐버릴 수 있다.

　스트레스를 완화시키고 부정적인 생각과 감정을 없애는 방법 중 최근에 각광받고 있는 것이 바로 '웃음'이다. '웃음 치료'를 통해 수술로는 치료가 불가능한 심각한 질병의 상태를 완화시킨다는 연구 결과가 보고되고 있다. 웃음 치료는 어떻게 우리의 몸과 정신에 긍정적인 영향을 미치는 것일까?

　'웃음 치료'란 억지로라도 웃게 해서 신체적·정서적 고통과 스트레스를 경감하는 치료법이다. '억지로 웃어도 효과가 있을까'라고 의구심을 갖는 사람들이 많을 텐데, 우리가 웃는 표정을 지을 때 뇌는 참과 거짓을 구분하지 못하기 때문에 웃는 표정만 지어도 '행복 호르몬'인 세로토닌이 분비된다. 웃는 행위에 따라 감정이 따라온다는 것이다. 텔레비전 코미디 프로그램을 보면서 정신없이 웃는 동안만큼은 통증을 잘 느끼지 못하는데, 이는 웃음의 진통제 효과 때문이다.

　단순히 통증을 진정시키는 효과뿐만 아니라 웃으면 암세포를 공격하는 NK세포(natural killer cell)가 활성화된다는 연구결과도 있다. NK세포는 백혈구의 일종인데, 암세포의 표면에 달라붙어 세포막을 터뜨려 암세포를 공격한다. 이렇게 암세포를 잡아먹는 NK세포가 웃음을 통해서 활성화된다는 것이다.

웃으면 복이 아니라 건강이 온다!

또 웃음은 분노나 우울과 같은 상태에 빠지지 않도록 도와준다. 면역계, 신경호르몬계, 심혈관계에도 긍정적인 영향을 미친다. 특히 웃음은 엔도르핀처럼 통증을 줄이는 신경 전달 물질의 분비를 증가시킨다. 또한 대표적인 스트레스 호르몬인 코르티졸의 혈액 내 농도를 감소시킨다. 심혈관계에서 웃음은 혈관을 이완이켜 혈압을 떨어뜨리고 혈액순환을 촉진시킨다.

- 과장해서 큰소리로 박장대소하며 웃자
- 운동처럼 시간과 양을 정해놓고 웃자
- 일상 속에서 작은 일에도 웃는 연습을 하자
- 억지로 짓는 웃음도 똑같이 효과가 있다

• 웃음을 주는 친구, 장소, 사물을 가까이 하자

　이처럼 웃음은 우리 몸의 활력소가 되어 다양한 역할을 한다. 억지로라도 웃는 연습을 계속 하는 것이 좋으며, 습관화해야 한다. 가능한 한 큰소리로 박장대소를 하는 것이 효과가 더 크다. 웃음에는 운동효과도 있기 때문에 거동이 불편한 사람이 자주 웃으면 운동효과를 얻을 수 있다. 일본의 한 연구 결과에 따르면, 3분 동안 전력질주할 때 소모되는 칼로리의 양과 3분 동안 크게 웃을 때 소모되는 칼로리의 양이 비슷하다고 한다. 웃다 보면 온몸의 근육을 활용하기 때문이다.

잠은 어느 정도가 좋을까?

밤에 잠을 잘 못자는 것도 병이다. 현대의학에서는 불면증이라는 이름표를 붙이고 잠을 잘 자게 하기 위한 수면제를 처방한다. 수면제는 그 작용에 따라 수면을 유도하는 것, 자는 중간에 깨지 않도록 도와주는 것, 수면시간을 연장시키는 것 등이 있다. 수면제가 우리 몸에 작용하는 본질은 마취제와 비슷하다. 수면제는 중추 억제작용이 있으며 소량을 쓸 경우 진정작용을 하지만 지나치게 많이 쓸 경우 혼수상태나 마비, 호흡곤란 등을 초래할 수 있다.

이렇게 인위적인 약물로 수면을 유도하거나 수면중 각성을 억제하는 것은 바람직하지 않다. 자주 수면제를 복용하다 보면 수면제에 대한 내성과 의존성이 생기게 되고 수면제를 끊을 경우 금단증세가 나타나기도 한다. 불면증의 원인은 정신적, 육체적으로 다양하며 다른 질병으로 인해 불면증이 온 경우도 있으므로 그 원인을 간과한 채 무조건 약물적 치료를 고려해서는 안 된다.

그렇다면 불면증이란 무엇일까? 할 일이 많아서 잠을 못자거나 밤늦게까지 술 마시고 놀다가 잠을 못 잔 것은 불면증이 아니다. 자려고 노력해도 잠이 오지 않는 것이 불면증이다. 잠이 들기 어렵거나, 자다가 자주 깨거나, 너무 일찍 잠을 깨는 경우 모두 불면증이라고 할 수 있다. 그러나 수면시간이 짧다고 해서 불면증이라고 하기는 어렵다. 사람마다 적정 수면시간이 다르기 때문이다. 3시간만 자고도 일상생활에 아무런 지장이 없다면 불면증이 아니다.

세계 각국의 조사 결과에 따르면, 성인의 10~30% 정도가 불면증에 시달리고 있고, 고령인 여성의 경우에 불면증 발생 비율이 높으며, 낮에 특별한 활동을 하지 않거나 우울증, 지나친 스트레스에 시달리는 경우도 불면증 발생 비율이 높게 나타났다. 우리나라에서도 5천 명을 조사한 결과 5명 중 1명 이상이 불면증에 시달리는 것으로 나타났다. 남자보다는 여자가 5% 정도 높게 나왔으며 나이가 들수록 불면증이 증가하는 경향이 있었다.

불면증의 원인은 다양하다. 시차가 큰 곳으로 멀리 여행을 떠난 경우, 야간근무를 하다가 주간근무로 바뀌는 경우처럼 환경이 바뀌면 불면증이 생길 수 있다. 또 커피를 과다 음용하면 커피 속 카페인 때문에 불면증이 되기도 한다. 또 정서적으로 불안하거나 강박신경증, 극심한 스트레스 때문에 잠을 못자는 경우도 있다.

불면증을 해소하기 위해서는 무엇보다 먼저 잠을 잘 자지 못하는 이유를 자신의 생활 속에서 스스로 되짚어보고 찾아야 한다. 과도한 업무에 시달리지는 않았는지, 미래에 대한 불안이 있지는 않는지, 밤에 게임이나 스마트폰 사용에 매달리지는 않는지, 카페인 섭취가 많지는 않았는지 따져봐야 한다. 이런 이유로 수면이 방해 받는 경우가 잦아지면 낮과 밤의 생활리듬이 깨지고 불면증에 시달릴 수 있다.

숙면을 취하기 위한 해법

불면증의 원인이 다양한 만큼 치료 방법 또한 다양하다. 대표적인 해법은 잠자리에서 TV를 보거나 스마트폰을 만지작거리거나 책을 읽지 않는 것이다. 잠자리에서는 오로지 잠을 자기 위한 준비만 해야 한다. 잠을 자기 위해 누웠는데 20분이 지나도 잠이 안 오면 잠자리에서 나가 다른 활동을 하다가 다시 잠자리로 돌아와야 한다. 불면증 환자들은 잠이 안 오면 불안해하며, 잠을 자야 한다는 강박이 있는데, 무엇보다 잠을 자기 위한 여건을 만들기 위해 노력해야지 걱정해서는 안 된다. 불면증 자체가 스트레스가 되지 않도록 편안하고 자연스러운 마음가짐으로 받아들여야 한다.

잠에 드는 시간과 일어나는 시간은 규칙적인 것이 좋다. 불규칙한 식사가 위장을 망치듯이 잠들고 깨는 시각이 들쭉날쭉하면 우리의 뇌와 몸도 스트레스를 받고 제대로 적응하지 못한다. 교감신경과 부교감신경의 규칙적인 전환이 어렵기 때문이다. 밤에 잠을 잘 자기 위해서는 낮잠도 가급적 피하고 운동과 활동을 많이 해서 밤이 되면 피곤함을 느끼도록 해야 한다. 그리고 밤에 과식을 하게 되면 위장이 계속 소화운동을 해야 하므로 잠을 청하기가 쉽지 않다. 위장의 건강을 위해서도 취침하기 4시간 전에는 음식물 섭취를 자제하는 것이 좋다.

- 자는 장소를 일정하게 정해놓는다
- 잠 자기 전에 스마트폰 사용, 독서를 하지 않는다
- 낮에는 최소한 30분 이상 걷거나 가벼운 운동을 한다
- 저녁 6시 이후에는 카페인이 든 음료를 마시지 않는다
- 낮잠은 가급적 자지 않는다
- 밤늦게 과식하지 않는다
- 잠자리 조명을 어둡게 하고 소음을 차단한다

가장 이상적인 수면시간의 절대적 기준치는 없고, 사람마다 적절한 수면시간도 다르다. 서너 시간만 깊이 자도 피로가 싹 풀리고 활

기찬 생활을 할 수 있는 사람이 있는 반면, 8시간 이상 자도 개운치 않은 사람이 있다. 일반적으로 6시간 이상 자야만 생활에 불편이 없지만 가장 중요한 것은 수면의 양이 아니라 '질'이다. 깊은 잠을 자는 것이 육체와 정신의 건강을 위해서 가장 중요하다.

건강습관 9 :
적당한 성생활을 즐겨라

적당한 성관계는 건강에 큰 도움을 준다. 성관계는 기본적으로 칼로리를 소모하고 스트레스를 해소하는 운동의 성격과 남녀간에 정서적 안정감과 감정적 교류를 이끌어내는 정신적 치유의 성격이 있다. 나이를 먹을수록 성관계를 멀리하거나 회피하는 경우가 많은데, 50대가 넘어서도 건강한 성관계를 유지하는 사람은 그렇지 않은 사람들보다 평균수명이 길고 건강하다는 연구결과들이 많이 있다. 건강한 성관계의 이점은 크게 5가지 정도로 설명할 수 있다.

첫째, 섹스는 그 자체가 좋은 운동이며 다이어트 효과를 덤으로 얻을 수 있다. 섹스를 하면 혈관을 팽창시켜 혈액순환을 원활하게 하며 신진대사를 촉진해 몸 속 노폐물 제거에 큰 도움이 된다. 또 콜레스테롤 수치를 낮추며, 혈관 건강에 도움을 준다. 또 성관계를 통해 오르가슴에 도달할 때까지 소비되는 칼로리는 200미터를 전력 질주했을 때 소비되는 칼로리와 비슷한 것으로 알려져 있다. 심지어 섹스를 상상만 해도 칼로리가 소모된다는 연구결과도 있다.

캐나다 퀘벡대의 연구진에 따르면, 섹스 시간을 20분 정도 지속했을 때 남성은 한 차례 섹스에서 평균 101킬로칼로리를 소모했으며 여성은 69킬로칼로리를 소모했다. 러닝머신에서 10분간 달리면 92킬로칼로리를 소모하므로 섹스는 러닝머신 위를 10분 정도 뛰는 것과 맞먹는 운동효과가 있는 셈이다.

둘째, 섹스는 근육의 긴장을 풀어주고 스트레스와 통증을 완화시킨다. 섹스를 통해 경직되고 긴장된 근육이 풀어지며 마사지 효과를 낸다. 섹스는 뇌 속에서 엔도르핀 호르몬 분비를 촉진시키며, 두통이나 근육통, 치통 같은 여러 가지 통증을 진정시키는 효과가 있다. 실제로 편두통이 있는 사람 중 절반은 성행위 중 편두통이 줄었다는 연구결과도 있다.

셋째, 적당한 섹스는 혈관과 심장의 건강을 지켜준다. 한 연구결과에 따르면, 1주일에 적어도 3번 이상 섹스를 할 경우 심근경색과 뇌졸중과 같은 혈관 질환의 발병률이 그렇지 않은 사람들보다 절반 정도 낮은 것으로 나타났다. 이렇게 심혈관 질환 예방에 탁월한 이유는 섹스가 심장을 적당한 강도로 운동시켜주기 때문이다.

넷째, 섹스는 피부를 젊게 하고 노화를 방지한다. 정기적으로 성생활을 즐기는 여성은 여성호르몬인 에스트로겐의 분비가 활발해져 피부가 좋아지고 뼈가 단단해져 골다공증을 예방하는 것으로 알려져 있다. 성생활은 뇌를 자극하고 치매와 건망증 같은 퇴행성 뇌질환을 억제하는 효과가 있다. 남성의 경우 발기부전을 예방하고, 남성 호르몬인 테스토스테론 분비를 증가시킨다.

마지막으로 남성의 전립선 질환, 여성의 자궁 질환을 예방하는 효과가 있다. 중년 이후 남성들은 전립선 질환으로 고통 받는 경우가 많은데, 규칙적이고 적절한 성생활을 계속해온 남성은 전립선 질환에 걸릴 가능성이 낮아진다. 중년 남성을 대상으로 한 호주의 한 연구 결과에 따르면, 주당 4회 이상 사정을 하는 사람은 그렇지 않은 사람에 비해 전립선암에 걸릴 위험이 1/3 수준이었다. 여성의 경우에도 적절한 성생활을 통해 자궁 질환이 줄어들고 자궁이 건강해지는 효과를 얻을 수 있다. 미국 뉴저지에서 시행된 한 연구에 따르면, 폐경 이후 연간 10회 이상 섹스를 하는 여성은 그렇지 않은 경우보다 혈액부족으로 인한 질위축증이 적었다.

이렇게 건강에 이로운 섹스도 결코 무리해서는 안 된다. 사람마다 타고난 체력과 운동능력이 다르므로 성관계 후 다음날 피곤이 몰려오거나 일상생활에 지장이 있을 정도라면 성관계 횟수를 줄여야 한다. 사람의 몸속에는 극히 적은 양의 정(精)이 존재하기 때문에 아낄수록 건강에 이롭다. 정(精)을 잘 간수해야 건강을 유지하며 활력 있게 살 수 있다. 정이 그득하면 기가 충실해지고 기가 충실하면 정신활동이 왕성하고 몸도 건강해지며 병에 잘 걸리지 않는다. 성관계는 정(精)을 소모하는 활동임을 생각해본다면, 너무 잦은 성관계는 건강에 치명적인 독이 될 수 있다.

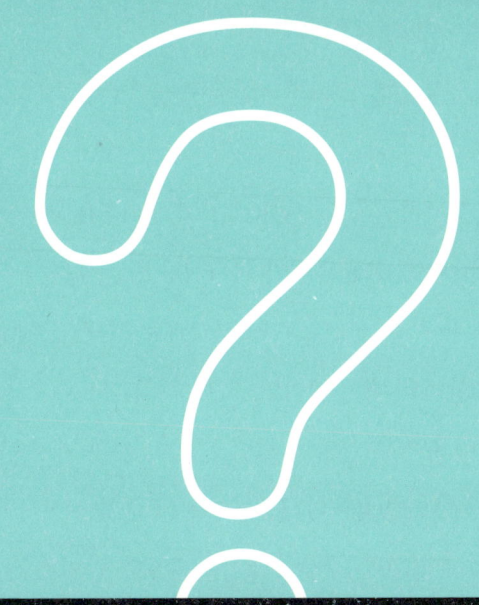

4장.
의사가 알려주지 않는 건강 상식 20

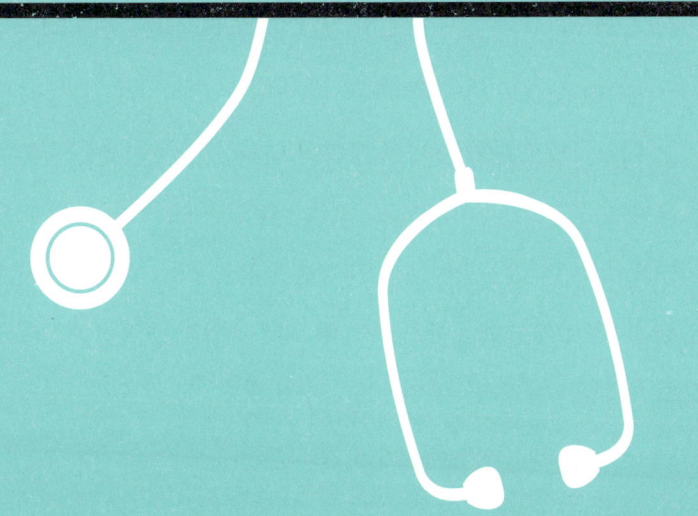

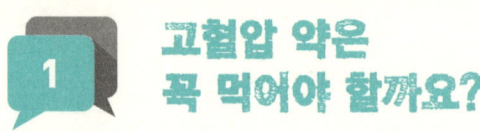

1 고혈압 약은 꼭 먹어야 할까요?

주위에서 혈압약은 평생 먹어야 한다거나 혈압약은 부작용이 없다는 이야기를 자주 듣습니다. 과연 그럴까요? 혈관을 확장시켜 혈압을 내리는 혈압약을 평생 먹어도 괜찮은 것일까요?

진료를 하다 보면 혈압약을 먹던 분들이 여러 가지 부작용을 호소하는 것을 볼 수 있습니다. 물론 모두 그런 것은 아니지만 사람에 따라 두통, 어지럼증, 녹내장, 갈증, 안구충혈, 안면홍조, 식욕부진, 신부전, 통풍, 당뇨병, 성기능감퇴 등이 발생할 수 있습니다.

혈압이 높다는 것은 우리 몸의 혈액순환에 문제가 있다는 신호입니다. 혈관이 좁아지거나 혈관벽이 단단해져 있다는 뜻이지요. 이때 혈압이 평균치보다 높다는 이유로 약을 먹어 혈압만 낮춘다면 혈액순환의 문제는 영영 해결되지 않습니다. 결국 약물을 통해 장기간 인위적으로 혈압을 낮추면 그에 따라 부작용이 생길 수밖에 없습니다.

예를 들어 뇌 혈류량이 부족해지면 인체가 스스로 감지하여 혈압을 높여 혈액을 공급하려 하는데 이때 혈압약을 사용해 인위적으로 혈압을 낮춘다면 뇌 혈류에 문제가 발생하면서 오히려 중풍이나 치매와 같은 무서운 질병이 발생할 수도 있습니다. 중풍을 예방한다고 혈압약을 먹는데 오히려 그것이 중풍을 유발하는 요인이 될 수도 있습니다.

그러면 어떻게 해야 할까요? 혈압이 올라간다면 혈압이 오르게 된 원인을 제거해야 합니다. 혈압이 높다고 무조건 혈관을 확장하는 혈압약을 쓰는 것은 근본적 치료가 아닙니다. 그보다는 혈액순환이 원활하지 않은 이유, 혈관이 좁아진 원인을 찾아내고 고쳐야 합니다. 혈관을 건강하게 유지하기 위해서는 혈관 속을 흐르는 혈액을 깨끗이 해야 하지요. 평소 불필요한 지방이나 유해 콜레스테롤을 많이 섭취하는 사람은 혈관 속에 혈전이 쌓이기 쉽고 그만큼 혈액순환의 장애를 받아 고혈압이 나타날 수 있습니다. 당뇨, 고지혈증을 피하고, 흡연과 음주를 삼가며 스트레스를 줄이는 생활을 하면 혈액순환 개선에 도움이 됩니다.

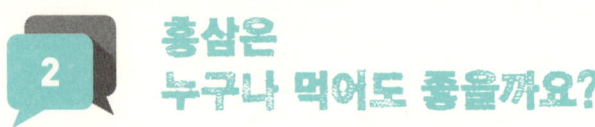

2 홍삼은 누구나 먹어도 좋을까요?

요즘 홍삼의 인기가 식을 줄 모릅니다. 제품을 만드는 회사도 많고 광고에서는 거의 만병통치약처럼 말하고 있지요. 한의사인 한 사람으로서 우리의 한약재가 대중의 사랑을 받는다니 기쁜 일입니다. 하지만 홍삼도 넓은 의미로 보면 의약품이므로 아무에게나 모두 효과가 있을 것이라는 맹목적 믿음을 버려야 합니다. 좋은 약일수록 그에 해당하는 부작용이 있기 때문이지요. 반대로 부작용이 없다면 그것은 신효한 약이라고 보기 어렵습니다. 그냥 음식인 것이지요.

홍삼은 비위 기능과 폐 기능이 약한 사람이 복용하면 좋습니다. 그리고 혈액순환 장애에 도움이 됩니다. 기운을 도와주니 신경쇠약이나 양기부족에도 도움이 됩니다. 단 홍삼이 그 사람에게 맞는 경우에 한해서 써야 합니다.

홍삼은 인삼을 껍질째 쪄서 말린 것입니다. 생삼을 그대로 복용해도 괜찮지만 그것을 쪄서 말리면 오랜 기간 약효를 보존하면서 저장할 수 있기 때문에 대량생산과 유통이 가능하지요. 따라서 홍삼이 인삼보다 탁월한 효능이 있는 것은 아닙니다.

기가 허한 사람이 홍삼을 먹을 경우 뚜렷한 효과를 볼 수 있습니다. 사상의학에서는 몸이 냉한 소음인이 복용하면 좋고 열이 많은 다른 체질이 복용하면 좋지 않다고 하는데 물론 틀린 말은 아닙니다. 하지만 어떤 체질의 경우라도 기가 부족해지면 모두 홍삼의 효과를 볼 수 있습니다. 왜냐하면 인삼은 황기와 함께 기를 보해주는 대표적인 보기약(補氣藥)이기 때문입니다. 반대로 입맛도 좋고 소화도 잘되는데 기운이 없는 경우에는 그 체질이 무엇이든 홍삼은 맞지 않습니다. 이 경우는 기운이 부족한 것이 아니고 혈(血)이 부족한 것이기 때문입니다.

홍삼은 좋은 약입니다. 하지만 병의 원인에 맞게 쓰지 않으면 인체의 기와 혈의 불균형을 초래하고 부작용도 일으킬 수 있습니다. 반드시 전문 한의사의 도움을 받아 복용해야 홍삼의 효능을 제대로 볼 수 있습니다.

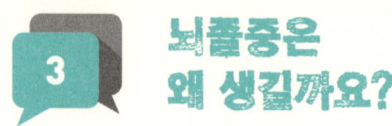

뇌졸중은 왜 생길까요?

뇌졸중을 한의학에서는 중풍이라고 하지요. 중풍의 가장 큰 특징은 일단 발병하고 나면 쉽게 낫지 않고 완전히 치료하기 힘들다는 것입니다. 하지만 그에 비해서 예방은 무척 간단하고 쉽습니다.

서양의학에서는 뇌졸중을 혈관에서 혈전이 떨어져 나와 뇌혈관을 막아서 발생하는 허혈성 뇌졸중과 뇌혈관이 얇고 신축력이 약해져 혈압을 견디지 못해 터져서 발생하는 출혈성 뇌졸중 등으로 구분합니다. 선천적인 뇌혈관 기형으로 뇌출혈이 발생하는 경우도 있습니다. 그런데 왜 혈전이 생기고 혈관이 약해지고 신축력이 떨어지는 것일까요?

한의학에서 보는 뇌졸중, 즉 중풍의 증상은 손발을 점차 제대로 쓸 수 없게 되거나 팔다리와 손가락 마디의 감각이 둔해져서 자유롭지 못하고 입과 눈이 비뚤어지고 말이 잘 나오지 않거나 가슴이 답답하고 가래를 계속 토하고 어지러운 것 등입니다. 이러한 중풍의 증상이 나타나는 근본 원인은 바로 열입니다. 동의보감에서는 '풍은 열에서 생기므로 열이 풍의 근본 원인이고 풍은 겉으로 보이는 현상일 뿐이다'라고 했습니다.

그러므로 중풍, 즉 뇌졸중의 원인은 몸 안에 열이 심한 데 있습니다. 바로 열을 다스려야 풍이 예방되고 치료도 할 수 있습니다. 그러면 중풍의 원인이 되는 열은 어떻게 발생하는 것일까요?

- 기름진 음식을 너무 많이 먹거나 급하게 먹는 습관으로 발생한 식적
- 스트레스를 많이 받고 감정이 격해져서 몸이 상하게 되는 칠정
- 지나친 성생활로 몸 안의 진액이 고갈되어 발생한 방로
- 일이나 운동을 너무 심하게 하고 음식을 제 때 먹지 못해 발생한 노권
- 몸 안의 진액이 열을 받아 변한 담음

이처럼 잘못된 습관에 대한 성찰 없이는 절대로 뇌졸중을 치료할 수 없습니다. 이런 습관이 오랫동안 이어진다면 건강한 사람이라 할지라도 뇌줄중의 위험에 항상 노출되어 있다고 생각해야 합니다.

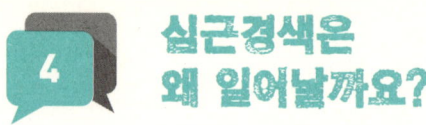

4 심근경색은 왜 일어날까요?

현대의학에서 말하는 심근경색을 동의보감에서는 '진심통'이라고 합니다. 동의보감에는 이렇게 적혀 있습니다. '진심통이란 몹시 찬 기운이 심장에 침범했거나 굳은 피가 심장에 들어가서 생긴 것이다. 손과 발에서부터 차가운 증상이 시작되어 팔꿈치와 무릎관절 이상까지 찬 기운이 이르는 것으로 아침에 발작하면 저녁에 죽고 저녁에 발작하면 아침에 죽는다.' 정말 무시무시한 병이지요.

갑자기 가슴에 극심한 통증이 발생하거나 속이 쓰리고 신물이 올라오거나 턱 부위에 통증을 느끼거나 호흡곤란 등의 증상이 발생하면 일단 심근경색을 의심해봐야 합니다. 심근경색은 심장의 영양을 담당하는 관상동맥이 막혀서 심장근육이 제대로 작동하지 않아 발생합니다.

이미 관상동맥에 심각한 문제가 발생하여 심장근육이 작동을 멈추려는 위급한 시점이라면 응급수술을 받아야 하지만 심근경색 역시 평소 관리만 제대로 잘한다면 얼마든지 피해갈 수 있는 질병입니다.

동의보감에서도 언급했듯이 우선 찬 기운이 심장에 침범하지 않도록 하는 것이 중요하겠지요. 우리 몸의 혈관은 갑자기 추워지거나 더워지는 등의 변화를 좋아하지 않습니다. 특히 심장을 돌고 있는 혈관은 더 예민하지요. 그러니 가슴 주위에 갑자기 찬 물을 끼얹는 등의 행동은 주의해야 합니다. 수영장에서 충분한 준비운동을 하고 심장 부위부터 서서히 찬 물을 끼얹어 어느 정도 익숙해진 뒤 들어가도록 하는 것도 바로 이 때문입니다.

굳은 피라고 하는 것은 요즘으로 말하자면 고콜레스테롤, 고지혈증, 중성지방 등입니다. 규칙적인 운동과 지방과 육류를 절제하는 식생활로 비만을 예방하고 술과 담배를 멀리하며 스트레스를 덜 받는 생활습관을 유지하는 것이 무엇보다 중요합니다. 특히 밤늦게 먹는 야식과 작은 일에도 흥분을 잘하는 다혈질 성격은 심근경색의 치명적인 원인이므로 반드시 고쳐야 합니다.

두통이 계속되는데
어떻게 해야 할까요?

머리가 아프면 집중이 안 되고 어떤 일도 제대로 하기 어렵습니다. 얼굴은 항상 일그러져 있으며 짜증이 쉽게 나며 웃음을 잃게 되지요. 머리가 아플 때 우선 집에 있는 진통제를 먹는 경우가 많습니다. 하지만 진통제를 먹어도 나아지지 않으면 근처 병원에 가게 됩니다. 거기서 받아오는 약 역시 진통제, 뇌혈류 개선제 등이지요. 하지만 이렇게 해도 두통이 사라지지 않으면 큰 병원에 가서 뇌 촬영 등 몇몇 검사를 해보지만 별 이상이 없는 경우가 많습니다.

왜 아무 이유도 없이 머리가 아픈 걸까요? 머리가 아픈 이유는 분명히 있겠지만 우리는 그것을 모르는 경우가 많고 검사장비로도 알 수 없을 뿐입니다. 검사와 진통제에 의존하기보다는 근본적인 치료를 해야 합니다. 즉 두통의 원인이 되는 생활습관과 환경요인을 제거해야 합니다.

한의학에서는 두통이 발생하는 이유를 10가지로 설명합니다. 진두통, 편두통, 풍한두통, 습열두통, 궐역두통, 열궐두통, 습궐두통, 기궐두통, 진두통, 취후두통 등이 있는데, 두통의 원인인 습관과 환경, 그에 따른 몸의 반응에 따라 치료 방법이 다릅니다. 진통제에 의존하지 않는 방법을 찾기란 물론 쉽지 않습니다. 하지만 자신의 생활습관과 환경을 하나씩 되돌아보면 치료의 실마리를 찾을 수 있습니다.

변비는 무시해도 괜찮을까요?

변비는 병이라기보다는 잘못된 생활습관에서 발생하는 대표적인 증상이지요. 어떤 질병으로 인해서 이차적으로 발생하는 경우도 있습니다. 하지만 변비인 상태를 오랫동안 방치하면 대장의 건강에 안 좋은 영향을 미치기도 합니다. 예를 들면 대장 종양, 대장암, 직장암, 장협착, 장염, 대사질환, 내분비질환, 신경계질환 등으로 인해 생기기도 합니다. 이런 경우는 그 병을 치료하면 변비는 소실되겠지요. 하지만 질병과 관계없이 잘못된 생활습관 등으로 발생하는 것이 변비의 90% 이상을 차지합니다.

변비가 발생할 수 있는 잘못된 습관이 몇 가지 있습니다. 우선 지나치게 굶었다가 갑자기 배부르게 먹는 것입니다. 시간에 쫓기며 바쁘게 일하는 사람들의 습관이지요. 아무리 바빠도 먹는 시간만큼은 음식 맛을 음미하는 습관을 갖는 것이 좋습니다. 무엇보다 물을 자주 마시고 식이섬유가 풍부한 채소류, 해초류, 버섯류, 콩류 등을 충분히 섭취해야 합니다. 식이섬유는 위나 소장을 거치면서도 우리 몸에 흡수되지 않고 대장에 이르는데, 대장에서 세균의 사체 등과 함께 대변으로 배출됩니다. 식이섬유가 부족해도 변비에 걸립니다.

힘겨운 일을 오래 하면 기운이 빠지고 탈진이 되지요. 그러면 자연히 대변이 굳어지게 됩니다. 과로를 피하고 적절한 휴식을 취하는 것도 변비를 예방하는 길입니다. 또 맵고 뜨거운 음식을 자주 먹는 경우에도 몸 안의 진액을 말려서 대변이 단단해지고 변비가 발생하기도 하니 자극적인 음식을 피해야 합니다. 또 스트레스를 지나치게 많이 받아도 변비가 생깁니다. 스트레스를 받을 때 유난히 민감하거나 우울해지고, 쉽게 분노하는 사람들이 있습니다. 그 상태가 지속되면 변비가 발생합니다.

노인들의 경우에는 기운이 약하고 진액이 부족하여 변비에 걸립니다. 노인들의 변비는 기운을 도와주고 진액을 보충해주는 치료를 해야 합니다. 변비가 있다고 해서 설사약이나 변비약 등을 처방하면 오히려 기운이 더 빠지고 장기적으로 변비는 더욱 심해집니다.

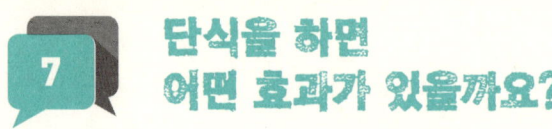

7 단식을 하면 어떤 효과가 있을까요?

우리 몸에 필요한 영양소를 골고루 충분히 섭취하는 것은 매우 중요합니다. 하지만 요즘은 영양과잉의 시대입니다. 무엇보다 지나치게 많이 먹다 보니 음식물을 소화시키는 위장이 쉴새 없이 일해야하고 그로 인해 많은 후유증이 발생합니다. 속쓰림, 더부룩함, 체중 등은 너무 많이 먹어서 생기기도 하는데, 적당히 먹는 것이 중요합니다. 아니, 좀 덜 먹는 연습을 해야 합니다. 밥을 먹을 때는 위의 70~80% 정도 찼다고 생각될 때 숟가락을 내려놓아야 합니다. 그래야 과식을 하지 않게 됩니다.

사람에게 휴식이 필요하듯 소화기관도 충분히 쉬어야 합니다. 물론 가장 이상적인 것은 적당한 양의 음식을 규칙적인 시간에 천천히 먹는 생활습관입니다. 하지만 현대인들은 바쁜 일상을 살아가고 각종 회식모임이 많아서 절제하기 힘듭니다. 그래서 자신의 위장이 무리했다고 느껴진다면 가끔식 한 끼, 혹은 두 끼 정도는 단식을 해도 괜찮습니다.

단식을 하면 기억력과 판단력이 좋아지고 심기가 굳건해집니다. 긴 세월 몸속에 찌들었던 노폐물이 배출되고 해독이 됩니다. 백혈구가 증가하면서 면역기능이 좋아집니다. 야생에 사는 동물들은 병이 들면 일정기간 음식을 먹지 않습니다. 본능적인 단식을 하는 것이지요.

그런데 오직 인간만이 많이 먹어서 속에 탈이 나도 계속해서 먹습니다. 만물의 영장인데 그런 부분에서는 오히려 어리석은 것이지요. 소화되지 못한 음식물이 위에 오래 머물면 위의 기능은 저하되고 장내 환경을 악화시킵니다. 적절한 단식은 위의 활동능력을 복원하고 더욱 활기찬 삶의 원동력이 되기도 합니다.

한의학에서는 자가면역질환을 어떻게 치료하나요?

우리는 호흡기와 소화기 그리고 피부 등을 통해 수없이 많은 세균과 접촉하고 있습니다. 만약에 우리 몸에 면역세포가 없다면 우리는 얼마 지나지 않아 온갖 세균에 감염되어 생명을 보존하기가 어려울 것입니다.

자가면역질환이란 우리 몸 안에 있는 면역세포의 균형이 깨져 외부로부터 침입해 들어오는 병균을 공격하지 않고 오히려 자신의 조직을 공격하면서 발생하는 병입니다. 비정상적인 면역세포에서 비롯된 병이므로 자가면역질환의 치료는 깨진 면역체계의 균형을 바로잡아주는 것이 가장 중요한 목표입니다. 단순히 면역 억제제나 스테로이드 등으로 면역기능을 억제하는 치료는 증상이 심각할 때는 일시적으로 효과를 볼 수 있으나 지속적으로 사용할 경우 결국 면역체계를 더욱 혼란스럽게 합니다.

루프스, 류머티즘, 베체트, 크론병, 다발성경화증, 강직성척추염 등이 대표적인 자가면역질환입니다. 면역세포의 균형이 깨지고 반란을 일으켜 창을 거꾸로 들고 자기 몸을 공격하는 이유가 무엇일까요? 잘못된 습관과 환경으로 인하여 오장육부의 균형이 깨지고 결국 건강했던 면역기능이 저하되었기 때문입니다.

한의학에서는 주로 면역기능을 활성화시키고 오장육부의 균형을 맞추어주는 치료를 합니다. 물론 가장 중요한 것은 건강한 생활습관을 갖는 일입니다. 과로하지 않고, 과식하지 않고, 일정한 시간에 먹고, 적절한 운동을 통해서 스트레스를 풀고 음식을 골고루 섭취하는 것입니다. 병의 원인을 잘 살펴보고 한약 처방과 침뜸 요법을 통해 면역기능을 향상시키고 꾸준히 좋은 습관을 가지고 생활한다면 자가면역질환도 얼마든지 치료가 가능합니다.

만성비염은 평생 달고 살아야 할까요?

만성비염은 올바르게 치료하지 않으면 평생 달고 살아야 할 수도 있습니다. 만성비염은 대표적인 면역질환이기 때문입니다. 면역이란 외부의 공격으로부터 나를 지키는 힘이라고 할 수 있는데, 그저 증상의 치료에만 매달린다면 심한 증상만 완화시킬 뿐 근본적인 치료는 불가능합니다. 그러면 면역기능을 키워서 만성비염을 이길 수 있는 방법은 무엇이 있을까요?

가장 중요한 것은 개인의 습관을 관리하는 것입니다. 하루에 30분 이상씩 꾸준히 유산소 운동을 하고 음식을 천천히 골고루 먹고 과로를 피하고 스트레스를 잘 관리하는 것입니다. 두 번째로 기혈과 오장육부의 균형을 맞추어주는 전문적인 치료가 필요합니다. 항히스타민, 스테로이드 같은 대증치료제에 의존하지 말고 좋은 습관을 기르고 인체의 균형을 맞추어 면역력을 키운다면 지긋지긋한 만성비염에서 벗어날 수 있습니다.

마지막으로 중요한 것은 입으로 숨쉬지 말고 코로 숨을 쉬어야 한다는 것입니다. 코가 막혔는데 어떻게 코로 숨을 쉬느냐고 항변할 수도 있지만 그래도 코로 숨을 쉬는 훈련을 해야 합니다. 입을 벌리고 호흡하면 차가운 공기가 그대로 기관을 통해 폐로 들어가고 먼지나 세균, 곰팡이처럼 알레르기반응을 유발하는 물질이 폐로 들어갑니다. 콧속 코털과 점액은 공기 중 이물질이 폐로 들어가지 않도록 막아주고 편도에 있는 림프조직의 면역세포들이 이물질의 공격을 막아주니까요. 입을 다물고 코로 숨을 쉬기만 해도 비염은 상당 부분 개선될 수 있습니다.

산수유로 만든 건강기능 식품은
효과가 있을까요?

산수유가 정말 남자에게 좋을까요? 그리고 백수오는 정말 갱년기 여성에게 특별한 효과가 있을까요? 그럴 수도 있고 아닐 수도 있습니다.

산수유는 몸 안의 진액을 만드는 작용을 합니다. 그러니 진액이 부족한 사람에게는 더할 나위 없이 좋은 약이 됩니다. 양기가 약하거나 정액이 부족하거나 귀에서 소리가 나거나 허리나 무릎 등이 아플 때 좋은 효과를 볼 수 있습니다. 하지만 그것은 진액이 부족한 사람에게만 국한됩니다.

그럼 진액이 부족한 것을 어떻게 알 수 있을까요? 사람의 몸이 허하다고 할 때 크게 두 가지로 구분합니다. 진액이 부족한 사람과 기가 부족한 사람이지요. 진액이 부족한 사람은 음식을 잘 먹는데도 기운이 없다고 합니다. 간혹 더위도 많이 탑니다. 기가 부족한 사람은 입맛이 별로 없고 잘 먹지도 않습니다. 그러면서 기운이 없지요. 간간히 추위를 타기도 합니다.

산수유는 진액이 부족할 때 진액을 채워주는 약이므로 만일 기가 부족한 사람들이 광고만 보고 산수유를 복용했다가는 소화가 안 되거나 속이 더부룩한 증상이 발생하거나 아무 효과를 보지 못합니다. 기가 허한 사람들에게 필요한 것은 홍삼입니다. 홍삼은 기를 보하는 약이니까요.

백수오는 자양강장제로서 우리 몸의 정기를 키우고 꾸준히 복용하면 얼굴이 윤택해지고 특히 폐경 이후의 여성들이 부족한 진액을 보충하는 데 도움이 됩니다. 한의학에서는 남녀의 생식기능 저하로 인한 불임치료에도 많이 쓰이고 있습니다. 열이 많은 체질이거나 감기에 걸려 오한이 있는 경우는 복용을 피하는 것이 좋습니다.

시중에 유통되고 있는 하수오는 적하수오와 백하수오가 있는데 우리가 흔히 알고 있는 하수오는 적하수오를 말합니다. 백하수오는 적하수오와는 달리 백수오를 말합니다. 그러므로 백수오를 복용할 때는 그 품종이 정확한지 먼저 전문가와 상의해야 합니다.

오메가-3를 먹으면
어디에 좋을까요?

우선 불포화지방산과 포화지방산에 대해 알고 넘어가야 합니다. 포화지방산은 구조가 단순해서 서로 쉽게 결합이 가능하고, 따라서 분자로 만들어져 상온에서 고체 상태가 됩니다. 버터, 돼지고기, 소고기 등의 지방과 식물성 야자유 등이 포화지방에 해당합니다. 이와 달리 불포화지방산은 복잡한 구조이기 때문에 서로 결합하기가 힘들어 평소에도 액체 상태로 있습니다. 생선의 지방, 올리브 오일, 견과류의 지방 등이 불포화지방산에 속합니다. 지방산이 혈관 내에 고체 상태로 있으면 여러 가지 질병이 유발될 수 있으므로 포화지방은 위험합니다.

우리 몸 안에서는 대사과정을 통해 필요한 포화지방산과 불포화지방산이 만들어집니다. 그런데 우리 몸에 꼭 필요한데도 자체적으로 생산이 안 되는 것이 있습니다. 이것을 필수 지방산이라고 하는데 그 중 하나가 바로 오메가-3입니다. 그러므로 오메가-3 지방산이 많이 포함된 연어나 고등어(등푸른 생선) 또는 들기름 등을 섭취하는 것이 좋습니다. 이런 음식의 섭취가 힘들다면 오메가-3 보충제를 먹는 것도 괜찮습니다. 이때는 반드시 성분 중 오메가-3의 함량을 확인해야 합니다. 성인이라면 오메가-3 1,000밀리그램을 매일 먹는 것이 좋습니다.

오메가-3는 세포를 둘러싸고 있는 세포막을 건강하게 만듭니다. 오메가-3는 동맥경화의 위험을 낮추고 혈액이 탁해지거나 끈적끈적해지는 것을 막기도 합니다. 오메가-3는 심장과 혈관, 두뇌와 중추신경계, 피부, 눈, 면역체계, 관절 등에서 각종 질병을 예방하고 치유합니다. 당연히 치매 예방에도 도움이 됩니다.

12 칼로리 섭취를 줄이면 저절로 살이 빠질까요?

칼로리는 지방과 탄수화물, 단백질 등에서 얻을 수 있는데, 그 중 지방이 가장 높은 칼로리를 가지고 있지요. 살이 찐다는 것은 소모되지 않은 칼로리가 지방으로 바뀌어 몸에 남는 것입니다.

그런데 살을 빼려는 목적으로 갑자기 칼로리를 줄이는 것은 잘못된 방법입니다. 인체는 갑작스러운 변화를 가장 싫어하기 때문이지요. 일정 부분 체내에 공급해주던 칼로리의 양을 갑자기 줄여버리면 인체는 스스로 위기의식을 느끼고 모든 지방대사 기능을 멈춰버립니다. 외부의 충격으로부터 자신의 몸을 지키기 위한 방어기전이라고 할 수 있겠지요. 그러면 지방분해는 더욱 어려워집니다. 시간이 지나 다시 정상적인 식사를 하면 요요현상도 심해지겠지요. 살도 쉽게 빠지지 않고 건강에도 문제가 생길 수 있습니다.

그러면 어떻게 해야 할까요? 칼로리 섭취를 줄이는 것을 조금씩 진행하면서 칼로리를 소모하는 운동을 점차 늘려가야 합니다. 그러면 인체의 지방분해 능력도 유지하면서 건강하게 요요현상 없는 다이어트를 할 수 있습니다.

감기약을 먹으면 면역력이 약해지나요?

초기 감기에 먹는 약은 주로 해열제나 항생제, 소염제 등이지요. 이 것이 과연 감기 치료에 도움이 될까요? 앞서 설명한 것처럼 감기는 체온조절의 실패로 인해 면역이 약해져서 걸리는 것입니다. 감기에 걸리면 우리 몸에 남아 있는 면역기능이 작동해서 열을 올립니다. 감기를 스스로 치료하려고 안간힘을 쓰는 것이지요. 이때 한의학에 서는 열을 발산하는 약을 써서 인체의 면역작용을 도와줍니다. 그 러면 땀이 나고 그 후에는 열이 가라앉고 감기는 낫게 됩니다.

하지만 안타깝게도 항생제나 해열제, 소염제는 기본 성질이 차갑 습니다. 열을 내리는 목적으로 만들어진 것이기 때문이지요. 약을 먹으면 일시적으로 열이 좀 가라앉지만 약을 먹을수록 면역기능은 더 약해지며 기운은 더 빠지고 증상은 만성적으로 나타나는 경우 가 많습니다. 감기약을 먹으면 먹을수록 우리 몸의 면역기능은 떨 어지게 됩니다.

14 체온을 올리면 면역력도 올라갈까요?

감기는 면역력이 약한 사람들이 걸린다고 알고 있습니다. 한의학에서는 감기에 걸리는 것을 '몸이 찬바람에 노출되어 정기를 상한 것'이라고 설명합니다. 즉 추운 날씨에 체온이 떨어지면 면역력이 약해져서 감기에 걸린다는 이야기입니다. 이 때 열을 발산하는 더운 약을 처방해서 땀을 내게 하면 면역력을 되찾고 감기가 낫게 되지요.

예전에는 어린아이들을 핏덩어리 또는 불덩어리라고 불렀습니다. 그만큼 열이 많다는 것이지요. 체질에 관계없이 어린 아이들은 열이 많고 찬 것을 좋아하고 잠도 찬 곳만 돌아다니며 잡니다. 그것이 열혈 청년으로 이어지며 극성해졌다가 나이가 들어 장년이 되면 점차 몸이 식기 시작합니다.

동시에 여러 가지 생활습관병들이 발생하기 시작하지요. 몸이 식으면서 면역력이 떨어지고 질병도 함께 온다는 것과 같은 맥락입니다. 실제로 면역기능 저하증에 뜸을 떠서 몸에 열 자극을 주면 혈액의 백혈구 수치가 오르는 것을 확인할 수 있습니다. 제가 치료했던 많은 루프스 환자들도 뚜렷하게 그러한 효과를 볼 수 있었습니다.

그러면 어떻게 해야 체온을 상승시켜 면역력을 끌어올릴 수 있을까요? 한의학에서는 먼저 뜸 요법을 씁니다. 그리고 우리 몸의 양기를 도와주는 한약을 복용케 하지요. 적절한 운동도 좋고 족욕, 반신욕 등의 온열요법도 좋습니다. 우리 몸의 체온이 36도 이상 올라가면 신진대사 활동이 원활해지고 면역이 제 기능을 발휘하지만 36도 미만으로 떨어진다면 자율신경에 이상이 생기고 면역력이 저하된다는 것을 잊지 마십시오.

15

뜸은 어떤 효과가
있나요?

뜸은 직접구와 간접구로 나눌 수 있습니다. 직접구는 뜸쑥을 말아서 혈자리 위에 올려놓고 피부에 직접 약한 화상을 입히는 것입니다. 간접구는 피부와 뜸쑥 사이에 생강이나 부자 등과 같은 약재를 얇게 썰어 올려놓고 뜸을 뜨는 것입니다. 뜸쑥이 직접 살에 닿지 않게 하는 것이지요, 요즘 유행하는 왕뜸도 용기 안에 쑥을 넣고 태우는 것인데 뜸쑥이 피부에 직접 닿지 않으므로 간접구에 속합니다. 우리가 뜸요법이라고 말할 때는 주로 직접구를 가리킵니다. 간접구는 다른 온열요법과 비교해서 큰 차이가 나지 않기 때문이지요.

직접구에 쓰이는 뜸쑥은 쌀알 반 만한 크기입니다. 이 크기로 비벼서 피부의 경혈에 올려놓고 불을 붙이면 피부에 약 1도 가량의 작은 화상을 입히게 됩니다. 그 정도 크기의 뜸쑥이 타는 동안 피부에서는 60~80도 가량의 열도가 나기 때문이지요. 피부가 이 정도의 화상을 입었을 때 가장 좋은 효과를 나타냅니다. 그래서 뜸쑥은 3년 이상 묵힌 쑥으로 제조하는데 모두 그 열도를 맞추기 위해서입니다. 쑥 이외의 다른 식물을 가공해서 뜸 재료로 쓰면 온도가 200도를 넘어가므로 치료용으로는 부적합합니다.

쑥에 어떤 영험한 기운이 있어서 반드시 쑥으로 뜸을 떠야 하는 것이 아니라 쑥이 적당한 온도의 열 자극을 주기 때문에 의료용으로 적합한 것입니다. 그러니 무작정 뜸쑥의 크기를 크게 해서 뜨겁게 뜸을 뜰 이유는 없지요.

뜸은 피를 맑게 해주고 혈관의 신축력을 강화해줍니다. 그러므로 고혈압, 당뇨, 중풍, 심장병 등을 예방하고 치료하는 데 도움이 됩니다. 또 백혈구의 기능을 강화하여 면역기능이 좋아집니다. 아토피, 비염 등 각종 면역성 질환과 자가면역질환 등에도 좋습니다. 소염진통작용과 어혈을 제거하는 작용이 있으므로 각종 통증질환에 도움이 됩니다. 꾸준히 뜸을 뜨면 양기가 좋아지며 노화를 방지해주기도 합니다.

뜸 요법은 전문가인 한의사와 상의한 후 실시하는 것이 좋습니다.

우황청심환은
만병통치약일까요?

요즘은 스트레스를 받거나 시험을 보기 전날, 불면증이 있거나 피곤할 때, 심지어는 술을 많이 마시고 빨리 깨려고 할 때도 우황청심환을 찾습니다. 전문가의 한 사람으로서 너무 안타까운 현상입니다. 우황청심환은 중풍에 먹는 약입니다. 즉 중풍이 오려는 급박한 시기에 구급약으로 먹는 것입니다.

구급약으로 만들어진 처방을 언제부터 상용약으로 우리가 복용해 왔는지 모르지만 분명 잘못된 것입니다. 동의보감에는 몸에서 열이 많고 가래가 끓는 등 중풍으로 곧 정신을 잃을 것 같은 위급한 시기에 우황청심환을 복용한다고 적혀 있습니다. 똑같이 정신을 잃었더라도 중풍이 아닌 다른 원인일 경우 우황청심환을 잘못 먹으면 사망할 수도 있다고 경고했습니다. 그러니 우황청심환은 증상의 원인이 풍에서 비롯된 것이라는 것을 명확히 진단한 이후에 복용해야 합니다.

스트레스를 많이 받고 짜증이 많이 난다면 화병을 다스리는 한약을 복용해야 하고, 시험 공포증이나 불면증이 있다면 심기를 편하게 해주는 한약을 복용하면 됩니다.

최고의 보약이라는
공진단의 효능은 무엇인가요?

한의학 서적에는 품부(稟賦)라는 말이 자주 나옵니다. 이 말은 선천적으로 부모로부터 물려받은 체력을 말합니다. 품부가 강한 사람들은 용기가 있고 기운이 좋아서 한 때 음식을 잘 먹지 못하거나 조금 무리를 하더라도 곧바로 원기를 회복합니다. 반대로 품부가 약한 사람은 아무리 좋은 음식을 먹고 과로를 피하면서 보양에 힘을 쓰더라도 조금만 무리하면 금방 지치고 힘들어합니다.

그런데 복잡한 현대사회에서는 품부가 약한 사람은 물론이고 품부를 강하게 타고난 사람이라도 과로와 스트레스를 오랫동안 받다보면 만성피로와 면역기능 저하가 쉽게 발생합니다. 선천적으로 체력이 약한 사람이든 후천적으로 체력이 약해졌든 어느 경우에라도 원기를 든든히 해주어 질병을 예방하고 체력을 증진시키는 목적으로 쓰는 처방이 공진단입니다.

공진단은 성장기의 어린이, 집중력이 떨어지는 수험생, 과로와 스트레스에 시달리는 직장인, 호르몬 분비에 이상이 오는 갱년기 여성, 정력이 감퇴하여 고민인 남성, 질병을 앓은 후 일시적으로 체력이 떨어져 쉽게 회복이 안 되는 분, 연세가 많으신 노인분 등이 복용하면 많은 효과를 볼 수 있습니다.

공진단은 식약청의 인증을 거쳐 정식으로 수입된 사향과 최고품질의 녹용분골 등으로 만들어져야 그 효능이 크므로 반드시 전문 한의사와 상담한 후 복용해야 합니다.

침을 맞으면
정말 기운이 빠지나요?

중풍 후유증으로 한의원에서 몇 년간 꾸준히 침 치료를 받는 분들이 있습니다. 만약에 침이 기운을 빼앗아가는 작용을 한다면 이미 체력이 약한 그 분들을 꾸준히 치료하기란 어렵겠지요.

침을 맞으면 기운이 빠지는 느낌이 드는 이유는 사실 다른 곳에 있습니다. 우리가 몸에 이상이 생겨 한의원에서 침을 맞아야겠다고 결심하면 옷도 차려입고 따로 시간을 내서 이동하기 때문에 기운이 빠집니다. 영험한 곳이라고 일부러 멀리 있는 한의원을 찾아간다면 더욱 그렇겠지요. 거기에다가 침이 아프지나 않을까 하는 기본적인 스트레스가 있고 긴장하는 경우가 많습니다. 그러다 보니 치료를 마치고 나면 피곤하다고 느끼게 됩니다.

침의 작용 때문이 아니라 침을 맞기 위해 쏟은 정신적·육체적 에너지의 고갈 때문이지요. 예전에는 한의사들이 침을 맞고 나면 힘이 들 수 있으니 손에 물을 묻히지 말라고 이야기하곤 했는데, 이는 일을 하지 말라는 뜻이지요. 대부분 여성들이 병에 걸리는 것은 바쁜 집안일 때문이므로 치료 후 집에 돌아가 잘 먹고 쉬어야 빨리 회복될 수 있을 테니까요. 하지만 시어머니의 눈치를 보아야 하니 그렇게라도 이야기하지 않으면 쉬기가 쉽지 않았을 것입니다.

병의 원인과 증상에 맞게 침 치료를 한다면 기운이 빠지는 일은 절대 없습니다.

한의학에서는 우울증을 어떻게 치료하나요?

사람 사이의 관계가 복잡해지고 사회가 빠르게 변하면서 마음의 병을 앓는 사람들이 많아지고 있습니다. 자기 자신에 대한 성찰이 부족하고 물질적인 것, 외적인 것에 치중하다 보니 생기는 일입니다. 그 중에는 일시적으로 울적한 경우도 있지만 우울증으로 발전되는 경우도 많습니다.

한의학에서는 우울증을 어떤 원인에 의해 나타나는 하나의 증상으로 파악합니다. 우울증을 일으킨 어떤 원인이 해결되지 않는다면 우울증의 근본적인 치료는 힘들다고 생각하는 것이지요. 우울증만을 치료하기 위해서 항우울제를 장기 복용하면 극도로 체력이 약해지거나, 증상이 호전되었다가 약을 끊으면 다시 재발하는 경우가 많은 것도 근본적인 원인이 해결되지 않았기 때문입니다.

그러면 한의학에서는 우울증의 근본 원인을 어떻게 파악할까요? 우울증은 다음과 같은 다섯 가지 원인 때문에 발생합니다.

• 식적 : 음식을 급하게 너무 많이 먹어서 발생하는 것
• 노권 : 체력에 비해서 일을 너무 많이 해서 발생하는 것

- 방로 : 지나친 성생활로 몸의 진액이 고갈되어 발생하는 것
- 칠정 : 화를 많이 내어 진액이 고갈된 것
- 담음 : 몸의 진액이 상한 것

　보통의 경우 잠시 우울한 기분이었더라도 시간이 지나면 자연스럽게 회복될 수 있습니다. 하지만 병의 원인을 방치하고 증상이 깊어지면서 자연치유력이 떨어져 우울증으로 발전하게 됩니다. 병의 원인은 개인의 습관 때문입니다. 우울증도 습관에서 오는 것이지요. 그래서 한의학에서의 우울증 치료는 습관을 바로잡는 것으로 시작합니다. 행복한 습관, 긍정적인 습관, 웃음이 절로 나오는 습관을 함께 공유하고 교감해야 합니다. 우울증도 습관입니다. 습관을 바꾸면 병의 원인이 사라지고 병은 곧 자연스럽게 낫게 됩니다.

20 사상체질은 쉽게 파악할 수 있나요?

한의원에 찾아오는 환자들 중 자신의 체질을 궁금해하는 경우가 많습니다. 체질에 따라 음식을 가려먹기 위해서지요. 하지만 우리가 먹는 음식은 모두 요리과정을 통해 그 성질이 중화되므로 특별히 체질을 가려서 먹어야 할 필요는 없습니다. 개인적으로 소화가 잘 되지 않는 음식, 알레르기 반응이 있는 음식 등을 가려 먹으면 충분합니다.

체질의학을 전문으로 공부한 한의사조차도 환자의 체질을 감별하는 것이 쉬운 일은 아닙니다. 환자의 외관을 살피고, 환자에게 질문하고 맥을 짚어보는 등의 방법을 통해서 명확한 체질 진단이 가능합니다. 그만큼 체질을 판별한다는 것은 간단치 않은 일입니다. 그러므로 시중에 나와 있는 간단한 정보만으로 섣불리 자신의 체질을 판단할 수 없습니다(아래의 사상체질별 특징은 참고사항이며 반드시 전문가의 도움으로 체질을 변별해야 합니다).

태양인

목덜미가 굵고 건실하며 머리가 큰 반면 허리 아래 부분이 약한 편이다. 과감하고 창조적인 성격이다. 고독을 즐기고 주위 사람들과 융화가 잘 안 되는 단점도 있다. 소변이 잘 나오면 건강한 상태이다. 전제 인구의 1% 정도로 흔하지 않는 체질이다.

소양인

가슴 부위가 잘 발달하여 여자는 유방이 크고 남자는 어깨가 넓게 벌어진다. 하지만 남녀 모두 엉덩이가 빈약하다. 피부가 곱고 희어서 외모가 출중하며 여러 명이 모여 있어도 얼굴이 눈에 띈다. 성격은 민첩하고 명쾌하며 발랄한 편이다. 나보다는 남을 더 배려하는 경향이 있지만 성격이 급하고 화를 잘 내기도 한다. 대소변의 배변활동이 원활해야 건강한 상태이며 요통, 전립선염, 신장염, 방광염, 요도염 등이 자주 발생한다.

태음인

허리 부위가 발달해 있으며 자세가 굳건하고 안정감 있지만 목덜미가 약하다. 물만 먹어도 살이 찌고 음식을 조금만 먹어도 배가 나온다고 말하는 경우가 많다(쉽게 비만이 오는 체질). 성격은 너그러우며 추진력이 있어서 성공한 사업가 중에는 태음인이 가장 많다. 땀이 시원하게 나올 때가 건강한 상태이며 고혈압, 중풍, 심장병 등이 잘 걸린다.

소음인

소음인은 엉덩이가 잘 발달하여 앉아 있는 모습이 안정감이 있으나 가슴 부위가 빈약하다. 상체가 빈약하고 하체가 크다. 내성적이고 온순하며 섬세하고 잔재주가 많지만 소극적이어서 우유부단하다. 소화가 잘 될 때가 건강한 상태이다. 소화불량과 위염 등이 많고 몸이 냉하며 손발이 차거나 허약한 체질이 되기 쉽다.

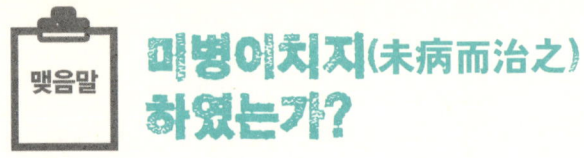

미병이치지(未病而治之) 하였는가?

병을 치료하는 데는 두 가지 방법이 있다. 첫째는 병이 들기 전에 그것을 예측하여 미연에 치료하는 것이고 둘째는 병이 든 다음에 그 병을 치료하는 것이다. 역사상 위대한 명의들은 모두 병들기 전에 병을 막고자 했는데, 이것이 바로 '미병이치지(未病而治之)'의 경지이다. 최고의 주치의는 병을 잘 치료하는 의사가 아니라 '병이 잘 나지 않도록' 미연에 방지해주는 의사인 것처럼 말이다.

예전부터 '미병이치지'를 알아야 명의라 할 수 있었다. 위대한 경영자는 기업을 잘 이끌어 부도와 같은 위기로 몰지 않아야 하듯이 말이다. 병이 된 상태에서 그것을 치료하는 것 역시 대단하다고 할 수 있으나 그만큼 병을 앓은 사람의 몸은 기력이 쇠할 수밖에 없다.

그렇다면 어떻게 병으로 발전하기 전에 알아차리고 이를 막을 수 있을까?

과연 병은 어디에서부터 시작되는 것일까? 모든 명의들은 우선 병자의 마음을 치료하는 것을 첫째로 삼았다. 이에 비해 보통의 의사들은 증상을 찾아내고 병을 치료하는 것을 목표로 삼았다. 이것은 병이 들 때까지, 즉 의사가 알아차릴 때까지 기다렸다가 치료하는 것과 같다. 이것이야말로 '소 잃고 외양간 고치기'이다.

마음을 치료한다는 것은 도(道)를 닦는 것과 같다. 마음속에 있는 불안과 두려움, 분노, 시기와 질투, 지나친 욕망 등을 없애고 지난날의 잘못을 참회(懺悔)해야 한다. 참(懺)이란 과거의 잘못을 뉘우치는 것이고 회(悔)란 미래에는 반복하지 않겠다는 다짐을 말한다. 이를 통해 마음이 맑아진다면 약을 먹기도 전에 병이 나을 수도 있다. 이것을 도(道)로써 병을 치료한다고 하는 것이다.

일반적으로 도를 닦기가 어려우므로 약으로써 병을 치료하는 법이 나타났다. 약을 복용한 후에 병만 나아진다면 이것은 반만 고친 것이다. 최고의 치료는 마음까지 밝아지게 해야 한다. 그렇지 않으면 얼마 가지 않아 병이 재발한다.

업무 과다로 인해 심한 스트레스를 받는 40대 직장인이 위경련과 급체, 소화불량 증세가 있는데, 이를 치료하기 위해 약만 먹는다고 해서 낫는 것이 아니다. 자신이 받고 있는 스트레스를 없애고 마음의 짐을 벗어버려야 진정 나았다고 할 수 있다. 의사나 환자의 최종 목표는 마음까지 낫는 것이다. 의사나 환자 모두 이 사실을 염두에 두고 치료에 임해야 한다. 병이 나아도 마음이 아직 편하지 않다면 덜 나은 것이므로 더 치료해야 한다.

마음을 수양하여 도로써 병을 미리 막을 수 있으면 이것이 상책이며 그렇지 못하면 차선책으로 약으로써 병을 미연에 방지해야 한다. 모든 명의들이 마음의 병을 고치고자 했던 이유도 바로 이 때문이다.

이혁재(한의학박사)

약사였던 아버지 곁에서 유년시절을 보내며 사람을 치유한다는 것의 소중함을 일찍 깨달았고 대구한의대학교를 졸업했다. 경기도 구리시에서 20년 넘게 동우당 한의원을 운영하면서 5만 명 이상을 진료해왔다. 현대의학에서 난치병이라고 규정하는 질환들에 대해 깊이 고민하기 시작했고 경희대학교 한의과대학원 진단·생기능의학교실에서 병인을 연구하여 한의학 박사학위를 받았다. 대한병인학회 제 2대 회장을 지냈고 현재 대한병인학회 고문으로 활동하고 있다.

동우당 한의원: www.majubogi.co.kr

우리집에 꼭 있어야 할
건강분야 베스트셀러!

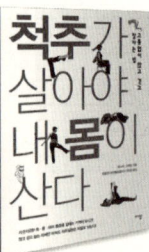

앉고 걷는 자세만 바꿔도 척추질환은 저절로 낫는다!

당신이 만약 만성적인 목, 어깨, 등, 허리 통증을 앓고 있다면 지금 당장 자세를 바꿔라! 이 책은 통증 없이 자연스러운 자세로 살아가는 사람들의 노하우를 바탕으로 고대 인류의 지혜를 찾아 집대성한 기념비적 저서다. 이 책은 수술이나 복잡한 운동법에 의존하지 않고 자세와 동작을 바꿈으로써 척추 건강을 개선하는 혁신적인 방법을 제시한다.

에스더 고케일 지음 | 최봉춘(세연통증클리닉) 옮김 | 값 17,000원

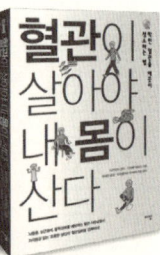

침묵의 살인자? 혈관질환을 경계하라!

고혈압, 당뇨, 고지혈, 흡연 등으로 인해 혈관 내에 찌꺼기가 쌓이면 혈관 벽이 단단해지고 두꺼워진다. 탄력을 잃은 혈관은 심근경색, 뇌졸중, 혈류장애와 같은 혈관질환을 유발하고 심해지면 죽음으로 이어질 수 있다. 지금 당장 혈관 나이를 점검하고 '젊은 혈관'으로 만드는 식이요법, 체조, 생활습관을 배워보자.

다카자와 겐지 지음 | 한경훈(제주 한국병원) 감수 | 값 12,000원

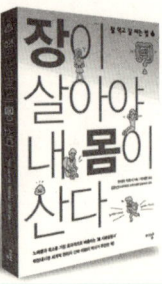

내 몸을 병들게 하는 노폐물, 24시간 안에 배출하라!

장 기능을 계속 무력화하는 생활습관, 건강하지 못한 음식물 섭취가 대장암, 변비, 치질을 유발하고 우리 몸에 꼭 필요한 영양의 흡수나 전달을 저해한다. 몸속에 들어온 음식물은 24시간 이내에 몸 밖으로 배출되는데 이 시간이 짧고 규칙적일수록 좋다. 이 책은 바쁜 현대인들에게 '잘 먹고 잘 싸는' 법을 알려줄 것이다.

무라타 히로시 지음 | 김은선(고려대의료원) 감수 | 값 12,000원

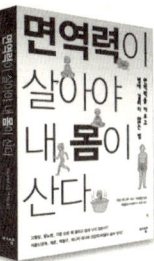

100살까지 건강하게 사는 비결! 과로·분노·근심을 멀리하라

건강은 어느날 갑자기 나빠지지 않는다. 잘못된 생활습관, 근심과 과로
가 오랫동안 이어지면 면역력이 약해지고 병에 걸리는 것이다. 그렇다면
어떻게 해야 면역력을 강화할 수 있을까? 이 책은 자율신경계, 체온, 백
혈구, 에너지대사를 통해 면역력 강화법을 소개한다. 고혈압, 당뇨병,
각종 암과 같은 질병의 해법은 면역력 안에 있다!

아보 토오루 지음 | 박용우(리셋클리닉 원장) 감수 | 값 13,000원

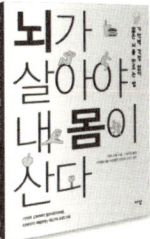

건망증과 기억력 감퇴는 알츠하이머·치매의 위험신호!

인간의 뇌는 20대부터 노화가 시작된다. 알츠하이머병이나 치매가 발
병할 때쯤이면 환자의 뇌는 이미 손상된 상태다. 뇌의 노화는 자연스러
운 현상이 아니라 질병이다! 이 책은 '젊고 쌩쌩한 뇌'를 만드는 법을 알
려줄 것이다. 이 책이 제시하는 프로그램을 빨리 시작할수록 더 오래 젊
고 건강한 뇌를 유지할 수 있다.

개리 스몰 지음 | 이재홍(서울아산병원) 감수 | 값 14,000원

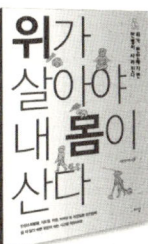

소화시간을 단축해야 위가 튼튼하고 편해진다!

위에 들어온 음식물은 대부분 2~6시간 이내에 위를 통과해야 한다. 제
대로 씹지 않은 음식물, 밀가루 음식, 인스턴트식품 등이 오랫동안 위
에서 정체되면 위는 과부하가 걸린다. 결국 속쓰림, 만성소화불량, 체
증, 위염, 식도염, 위궤양 같은 온갖 위장질환이 뒤따른다. 이 책은
바로 만성적인 소화불량에 시달리는 사람들을 위해 명쾌한 위 건강법
을 제시한다.

이승후(위튼한의원) 지음 | 값 13,000원

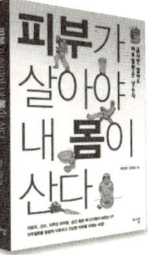

아토피·건선·습진·지루성피부염 같은
난치성 질환의 해법을 찾다!

병원에서 처방받는 스테로이드 연고는 일시적으로 피부의 염증을 가라
앉혀줄 뿐이다! 피부질환을 극복하기 위해서는 스테로이드 연고에 의존
하지 말고 보다 근본적인 해법을 찾아야 한다. 이 책은 원인이 명확하지
않은 난치성 피부질환의 해법을 제시한다.

박치영·유옥희 지음 | 값 14,500원

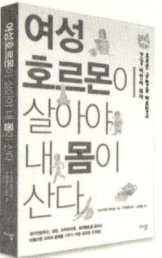

20~40대 여성들의 호르몬 불균형이 심각하다!

여성호르몬에는 에스트로겐과 프로게스테론이 있다. 이 두 가지 호르몬이 균형을 이루어야 아름다움과 건강을 유지할 수 있다. 하지만 요즘 여성들은 임신 기피 현상과 잘못된 다이어트, 스트레스로 인해 호르몬 균형이 무너진 상태다. 이로 인해 생리전증후군, 냉증, 피부트러블, 각종 알레르기 질환을 앓고 있다. 어떻게 해야 호르몬 불균형을 바로잡고 진정한 건강미인이 될 수 있을까?

마쓰무라 게이코 지음 | 박재현 옮김 | 값 14,000원

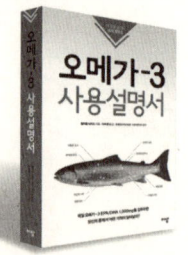

자연에서 발견한 가장 위대한 영양소, 오메가-3!

오메가-3는 심장과 혈관, 두뇌와 중추신경계, 피부, 눈, 면역체계, 관절 등에서 각종 질병을 예방하고 치유한다. 오메가-3를 가장 많이 섭취하는 문화권 사람들이 가장 오래 살고 건강하며 똑똑한 두뇌를 유지한다는 사실을 기억하라! 노년의 건강과 행복을 위해서는 매일 오메가-3 EPA/DHA 1,000밀리그램을 투자하는 것이야말로 가장 현명한 선택이다.

윌리엄 시어스 지음 | 오한진 감수 | 값 14,800원

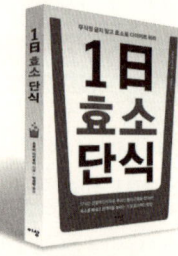

무작정 굶지 말고 효소로 다이어트 하라

전날 밤 7시까지 저녁식사를 끝마치고 다음날 점심식사까지 17시간 동안 아무것도 먹지 않으면 단식 효과를 낼 수 있다. 단식으로 위장이 쉬고 체내 효소의 소모를 막으며 장내환경이 강화되어 면역력도 높아진다. 건강과 장수, 아름다운 몸매는 부족한 효소를 어떻게 채우느냐에 달려 있다.

츠루미 다카후미 지음 | 박재현 옮김 | 13,000원

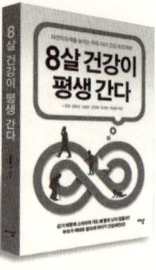

임산부와 아이를 키우는 부모들의 '어린이건강백과사전'!

이 책은 임산부와 어린 아이들을 둔 부모가 반드시 읽어야 할 '어린이건강백과사전'이다. 감기나 비염, 기침 같은 질환부터 아토피성 피부염, 복통과 설사 등 소화기질환, 소변과 수면 관련 문제들, 허약체질, 비만과 성장에 이르기까지 아이를 건강하게 키우는 데 필요한 모든 내용들을 담고 있다.

노영호 외 지음 | 값 14,800원